ÉTUDES

DE

CHIRURGIE DENTAIRE

APPLICATIONS DU POLYSCOPE

ET DE LA GALVANOCAUSTIE

AUX AFFECTIONS DE L'APPAREIL DENTAIRE

ET A LA CHIRURGIE GÉNÉRALE

PAR

E. BRASSEUR

MÉDECIN-DENTISTE DE LA FACULTÉ DE MÉDECINE DE PARIS

Avec 40 figures intercalées dans le texte.

PARIS

LIBRAIRIE J.-B. BAILLIÈRE ET FILS

19, rue Hautefeuille, près le boulevard Saint-Germain.

1879

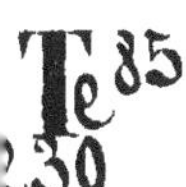

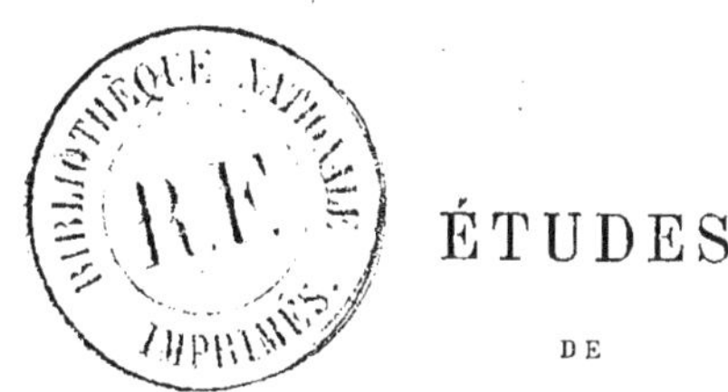

ÉTUDES
DE
CHIRURGIE DENTAIRE

APPLICATIONS

DU POLYSCOPE ET DE LA GALVANOCAUSTIE

PARIS. — TYP. PILLET ET DUMOULIN, RUE DES GRANDS-AUGUSTINS, 5.

ÉTUDES

DE

CHIRURGIE DENTAIRE

APPLICATIONS DU POLYSCOPE

ET DE LA GALVANOCAUSTIE

AUX AFFECTIONS DE L'APPAREIL DENTAIRE

ET A LA CHIRURGIE GÉNÉRALE

PAR

E. BRASSEUR

MÉDECIN-DENTISTE DE LA FACULTÉ DE MÉDECINE DE PARIS

Avec 40 figures intercalées dans le texte.

PARIS

LIBRAIRIE J.-B. BAILLIÈRE ET FILS

19, rue Hautefeuille, près le boulevard Saint-Germain.

1879

ÉTUDES

DE

CHIRURGIE DENTAIRE

APPLICATIONS

DU POLYSCOPE ET DE LA GALVANOCAUSTIE

INTRODUCTION

Tout le monde s'incline devant les immenses services rendus par l'électricité. Mais, en matière thérapeutique, il convient de reconnaître que c'est seulement depuis l'invention d'appareils nouveaux, d'une application sûrement combinée et calculée, que l'électricité est devenue un des agents les plus puissants dont se sert la chirurgie.

Pour les opérations qui réclament l'action directe du feu, ou une lumière vive qui, tout en n'offrant qu'un *très faible rayonnement calorifique*, permet l'examen des cavités naturelles du corps humain, le besoin se faisait sentir d'un instrument portatif, toujours prêt à fonctionner et obéissant au simple contact du doigt pour produire, aussi promptement que la pensée, l'effet désiré.

Le *Polyscope*[1], tel est le nom donné par l'habile constructeur, M. Trouvé, au nouvel instrument dont nous nous proposons d'étudier le mécanisme et les différentes applications, est pour le chirurgien-dentiste, plus encore peut-être que pour

1. De πολύς, beaucoup, et σκοπεῖν, examiner.

tout autre chirurgien, le plus précieux et le plus indispensable des appareils.

En effet, n'est-il pas précieux pour nous d'avoir à tout instant sous la main, avec une dépense presque nulle, non seulement une vive lumière, mais encore une source de chaleur telle qu'on peut faire rougir instantanément et au degré voulu, tous ces petits cautères aux formes les plus variées dont notre art réclame si souvent l'emploi, et cela sans causer le moindre effroi au pauvre patient, dont la nervosité est si difficile à surmonter pour l'opérateur, quand les apprêts sont trop longs et que l'opération se prolonge.

Nous ne saurions mieux faire l'éloge de cet appareil qu'en rapportant ici le jugement du rédacteur en chef du journal scientifique *Les Mondes*, dont la grande autorité en pareille matière est le meilleur témoignage. « On ne peut s'empêcher, « dit-il en parlant du *Polyscope*, d'être pris d'admiration en « contemplant la grande variété des effets lumineux produits « avec cet appareil, par des organes aussi simples mais si « ingénieusement combinés. Ce travail, de longue méditation, « est un véritable chef-d'œuvre d'exécution. » Avant d'énumérer les nombreuses applications qu'il nous est donné de faire quotidiennement dans notre pratique, il est important de faire connaître par une description détaillée, que nous trouvons en partie dans le *Bulletin de la Société de Physique*, les différents organes qui composent le *Polyscope* et en assurent son heureux fonctionnement.

Cet appareil est basé sur la propriété que possède un courant voltaïque de dégager de la chaleur dans un circuit voltaïque de petite section, et dont Joule a donné la loi suivante :

La quantité de chaleur dégagée dans l'unité de temps dans un fil métallique homogène, traversé par un courant voltaïque, est proportionnelle : 1° à la résistance que ce fil oppose au passage de l'électricité ; 2° au carré de l'intensité du courant.

Cette propriété du courant voltaïque de porter au rouge les

conducteurs métalliques résistants en les traversant, a été utilisée en chirurgie par John Marshall, vers 1851 ; par Leroy d'Etiolles, 1852 ; Middeldorff, 1854 ; Broca, 1856, etc. Ce ne fut que plus tard qu'on chercha à produire l'éclairage ; en 1867, M. Bruck, dentiste à Breslau, présentait un appareil destiné à éclairer la cavité buccale et auquel il donnait le nom de stomatoscope ; un peu plus tard, en France, M. le Dr Millot, à l'École pratique de Paris, fit de nombreuses expériences sur les animaux pour éclairer l'estomac[1].

Le succès ne répondit pas à ses tentatives, par suite de l'inconstance de la source électrique qui nécessitait alors des fils de platine très gros pour ne pas les exposer à une volatilisation permanente. On obtenait bien des effets lumineux, mais on obtenait en même temps *des effets calorifiques trop intenses* pour l'application de cet éclairage.

On eut bien recours à une circulation d'eau pour amortir ce calorique au fur et à mesure de sa production, mais les appareils étaient alors très volumineux et devenaient d'un maniement si difficile qu'ils ne passèrent pas dans la pratique.

Désirant mieux faire saisir la difficulté d'application d'un semblable instrument (le *Stomatoscope*), nous en donnons ici la description détaillée, accompagnée des différentes figures que nous avons fait graver, afin d'en faciliter la complète démonstration ; ainsi nos lecteurs apprécieront d'autant plus la merveilleuse simplicité et les nombreux avantages que nous offre le *Polyscope*.

« La source lumineuse du *Stomatoscope* est la pile de Grove, dont nous donnons plus loin la complète description ; aux fils conducteurs de cette pile se visse le manche qui porte la bougie électrique. (Voir fig. 1.) Ce manche se compose de deux branches carrées en cuivre DD, isolées au

1. En 1868, M. le Dr Lazarewitch publiait, en russe, à l'imprimerie de l'Université de Karkoff, une brochure ayant pour titre : DIAPHANOSCOPIE *ou explication par transparence appliquée à l'examen des tissus et des organes du bassin des femmes*. Dans cette brochure, il rappelle que le 20 août 1867, au congrès médical de Paris, M. le Dr Millot (de Russie) a lu un article sur l'éclairage par transparence du corps humain. Cette brochure contient 6 planches et 19 dessins. (*Note de l'auteur.*)

milieu par une plaque d'ivoire K. Ces branches de cuivre passent toutes deux et sont retenues ensemble par une poignée de bois d'ébène, et s'écartant à l'extrémité inférieure en E et F. Vers le milieu du manche en bois se trouve un

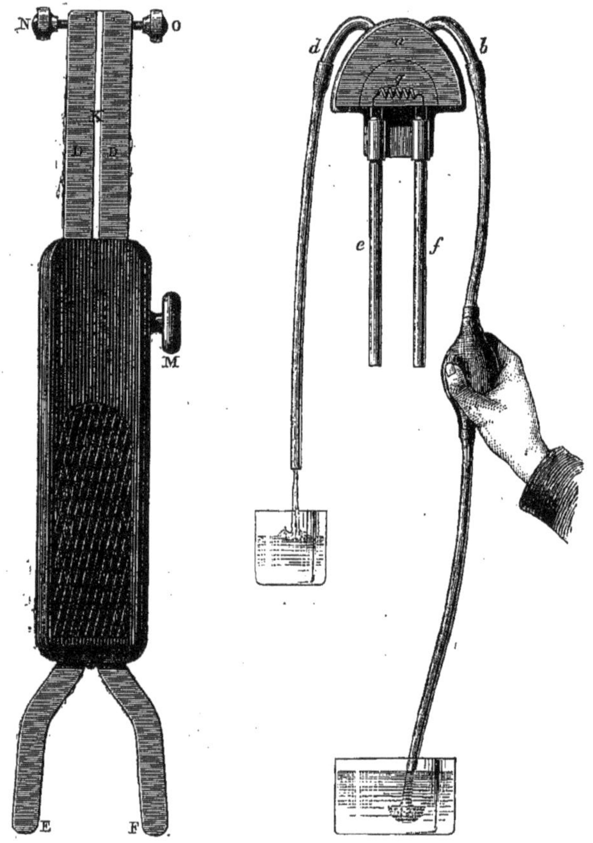

Fig. 1. Fig. 2.

Stomatoscope de Bruck.

petit bouton d'ivoire M. A la partie supérieure, à côté des deux branches de cuivre, il y a deux vis, N et O, qui fixent les deux fils de la bougie électrique. Les branches DD sont trouées à leur extrémité supérieure, et ces ouvertures reçoivent l'armature, c'est-à-dire la bougie proprement dite.

« La figure 2 se compose d'une boîte ou caisse en argent bien poli, et fermée par le haut et par le bas ; sur la face antérieure se trouve un petit miroir concave en argent, poli

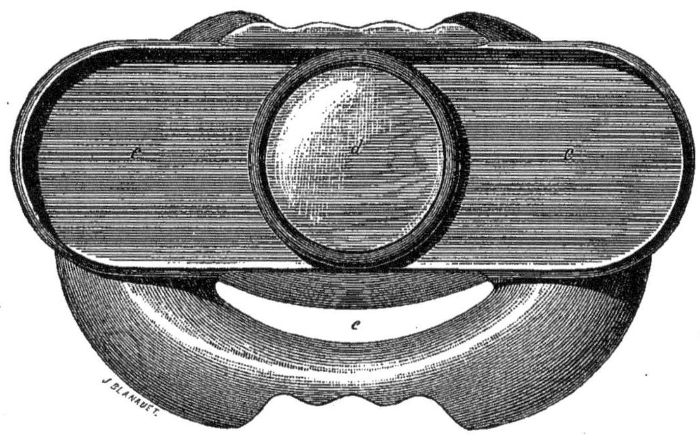

Fig. 3.
Vue extérieure de la chambre obscure.

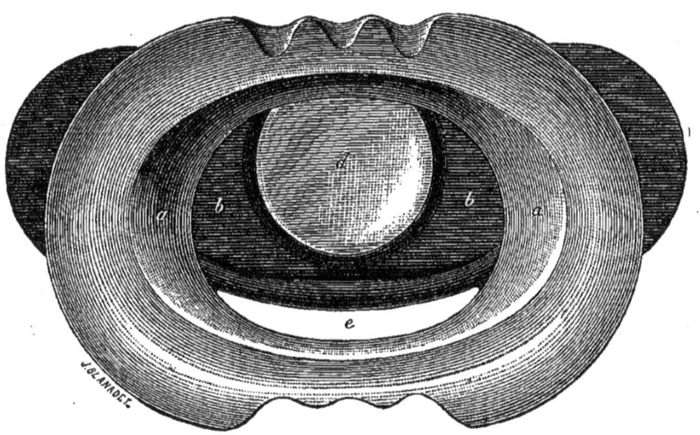

Fig. 4.
Vue intérieure de la même chambre obscure.

également. Le fond de la boîte est, d'ailleurs, entouré d'une capsule plate, en argent poli ; et vis-à-vis du miroir se trouve une légère saillie pour recevoir les fils E et F. Ces fils de métal passent par les trous du fond et se réunissent dans le foyer du miroir à une spirale en platine. Par dessus cette spirale G, passe un disque miroitant (en mica). A mi-largeur, des fils de cuivre E F sont adaptés, pour les isoler, des disques d'ivoire.

« A la surface postérieure de la boîte A, se trouvent deux petits tubes en argent poli B et D, dont les orifices au-devant. Par-dessus le tube B on fait passer un tuyau de gomme C, particulièrement disposé pour projeter un courant d'eau, au moyen d'une pression faite avec la main par la personne qui aide l'opérateur et qui, agissant sur une poire en caoutchouc, puise de l'eau dans un vase et, par un jeu de soupape, la force à s'élever dans le tube; le tube D est recouvert d'un tuyau semblable par où l'eau, ainsi projetée, s'écoule dans un vase disposé à cet effet.

« Cette disposition nous montre combien tout examen devient compliqué et peu pratique.

« Mais ce n'est pas tout : il faut encore, si l'on veut tirer de l'instrument tous les avantages que l'on peut attendre, appliquer un second appareil appelé la chambre obscure, car pour obtenir le résultat demandé, il est nécessaire de faire l'exploration dans l'obscurité. A cet effet, un appareil, que l'on peut comparer à un véritable bâillon, a été imaginé tel que nous l'indiquent les fig. 3 et 4.

« Le rebord intérieur A de la fig. 3, creusé tout autour, reçoit les deux lèvres qui, par cette cannelure, maintiennent tout l'appareil.

« A l'avant de ce rebord se trouve, laqué en noir en dedans, la chambre obscure B (fig. 4), d'un pouce de profondeur, à la surface de laquelle est adaptée une fermeture à coulisse CC (fig. 3), que l'on peut soumettre à diverses dispositions, soit latérale, soit centrale. Au milieu de cette fermeture est fixée une lentille biconvexe D, qui grossit trois fois en diamètre et neuf fois en carré. Au-dessous de la coulisse se trouve une fente F, par où passent les fils de cuivre F et G du *Stomatoscope.* »

Depuis 1870 de nombreux essais ont apporté de tels perfectionnements au nouvel appareil dont nous nous occupons, que la pratique chirurgicale n'a pas tardé à s'en emparer.

Les réflecteurs sont paraboliques et émaillés extérieurement, par mesure de propreté, et pour éviter la chaleur et la sensation désagréable du métal au contact des muqueuses. Tous ces organes sont d'une exécution irréprochable.

Par une disposition des plus ingénieuses, le praticien peut instantanément et à volonté remplacer le platine qui n'est plus enroulé en spirale, comme on l'avait fait généralement jusqu'alors, mais simplement aplati en son milieu, de manière à constituer un petit disque central représentant seul le foyer lumineux. D'après le capitaine Manceron, la substitution du disque de platine à la spirale double sensiblement le pouvoir éclairant et lui a permis d'éclairer et de visiter avec le *Polyscope*, non seulement l'intérieur des obus et des canons de toutes dimensions, mais encore d'en faire des projections.

Ces résultats si satisfaisants tiennent en grande partie au choix judicieux et à l'emploi de la pile secondaire de M. Gaston Planté, qui a été présentée à la Société de physique et dont le nom est bien connu. (Voir fig. 5.)

Toutefois, l'écoulement de l'électricité emmagasinée est réglé à volonté, au moyen d'un rhéostat spécial d'une grande simplicité et par l'adjonction d'un galvanomètre à deux circuits dans lequel la force électro-motrice du réservoir et celle de la pile sont en opposition. Grâce à la combinaison de ces organes, le praticien peut toujours régler à volonté l'écoulement du fluide et sait toujours par le galvanomètre l'état de la charge dans lequel se trouve la pile secondaire.

Ce rhéostat, d'une simplicité remarquable, est constitué par un ressort à boudin d'un métal très résistant, comme le platine, l'argentan, etc., dans lequel glisse à frottement une tige métallique.

On conçoit, en effet, que si la tige est entièrement enfoncée dans la spirale, ou ressort à boudin, le courant ne rencontrera que la résistance propre à la tige métallique, sur laquelle se trouve fixé un des conducteurs; il n'en est pas de même lorsque la tige métallique est sortie en partie du ressort à boudin, car alors le courant a à franchir un certain nombre de spires du ressort constitué, comme nous venons de l'indiquer, par un métal très résistant. Plus il y aura de spires à franchir, plus la résistance sera grande et plus lentement s'écoulera l'électricité.

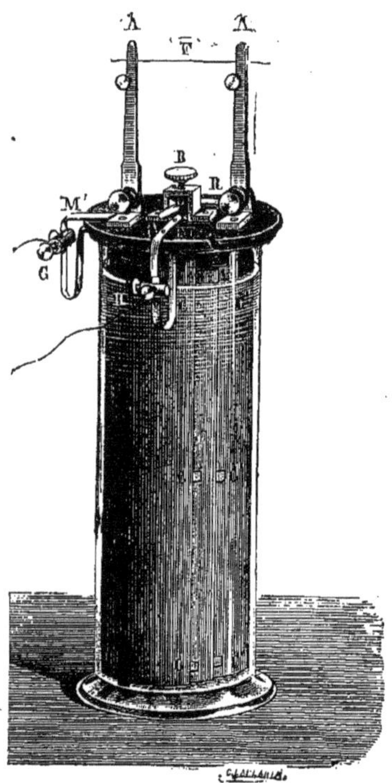

Fig. 5. — Pile secondaire de G. Planté.

Les phénomènes d'oxydation et de réduction, qui sont la source du courant secondaire, se passent à la surface des électrodes de plomb CCC, dont sont formés les couples; le travail chimique qui s'opère dans un sens pendant la charge, se refait en sens inverse pendant la décharge, de sorte que les couples ou batteries secondaires ne s'usent point et peuvent servir indéfiniment.

On attache les fils venant des éléments aux bernes GH; B est un bouton qui sert pour établir ou interrompre le courant AA, électrodes positif et négatif; E fil d'acier ou de platine qui rougit quand la pile est en charge; M' pôle positif, M pôle négatif.

Le rhéostat du *Polyscope* a 100 spires et représente environ un kilomètre de résistance d'un fil de fer télégraphique de 4 millimètres de diamètre.

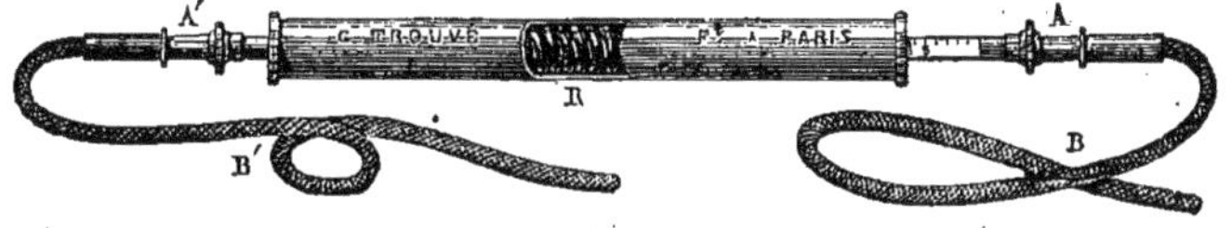

Fig. 6.

Rhéostat dont on voit : 1° les spires du ressort à boudin R renfermées dans un tube (fig. 2); 2° une tige graduée glissant dans l'intérieur du ressort à boudin et sur laquelle se monte un des rhéophores B par sa pince à coulant A, tandis que l'autre rhéophore B' se monte de la même façon en A'.

En intercalant les spires les unes après les autres, dans le circuit électrique du ressort, on gradue donc par centième de kilomètre.

Telle est la régularité de cet écoulement, grâce au rhéostat spécial, que les fils de platine des réflecteurs sont maintenus pendant plusieurs heures, sans crainte de volatilisation, dans un état d'incandescence et presque de fusion, malgré leur état de ténuité, de 1/10 à 2/10 millimètre. Le calorique produit dans ces conditions élève assez peu la température du réflecteur, pour qu'il ne puisse être facilement maintenu en contact avec les muqueuses, pendant plusieurs minutes consécutives, sans qu'elles en soient incommodées.

DESCRIPTION SOMMAIRE.

Le *Polyscope électrique* se compose :

1° D'un réservoir d'électricité, renfermé dans une boîte élégante, emmagasinant l'électricité dynamique ou pile secondaire[1]. (Voir fig. 5.)

2° D'un manche se trouvant en communication avec le réservoir par des fils conducteurs. Ce manche est muni d'un bouton qui permet d'interrompre ou d'établir à volonté le courant, et reçoit les différents réflecteurs à forme parabo-

1. De M. Gaston Planté.

lique, destinés à l'éclairage de toutes les cavités : bouche, larynx, fosses nasales, vagin, rectum, etc.; ces réflecteurs s'enlèvent à volonté des tiges qui les portent quand on veut les nettoyer.

3° D'une batterie de quatre éléments Trouvé-Callaud, destinée à mettre en fonction le réservoir et différents conducteurs.

4° D'un rhéostat spécial ou régulateur extrêmement simple, destiné à régler l'écoulement de l'électricité du réservoir, nous disons écoulement, car cette pile secondaire peut être assimilée à un réservoir hydrostatique.

Le rhéostat joue le même rôle que le robinet du réservoir hydrostatique, car tous deux modèrent à volonté l'écoulement des fluides.

Cette régularité est si grande que l'appareil permet de porter vers le point de fusion, sans jamais le dépasser, les fils de platine, depuis un quinzième de millimètre jusqu'à un millimètre et demi de diamètre.

5° D'un galvanomètre spécial à deux circuits, dans lequel la force électro-motrice du réservoir et celle de la batterie sont en opposition. Grâce à cette disposition simple et ingénieuse, l'opérateur ou le praticien connaît toujours, d'une part, l'état dans lequel se trouve la batterie pour charger le réservoir, et d'autre part l'état de charge du réservoir. En effet, lorsque le réservoir est complètement vidé, l'aiguille reprend sa position première. Cette position doit toujours correspondre à une déviation de plus de 40 degrés. Si au contraire la déviation n'était plus que de 40 degrés, il faudrait donner un coup d'œil à la batterie pour voir si elle manque de sulfate de cuivre, pour en remettre, ou si les zincs sont usés, pour les remplacer immédiatement.

MANIÈRE DE SE SERVIR DE L'APPAREIL.

L'appareil chargé, on commence par tirer la tige du graduateur au maximum; on assujettit les deux conducteurs au réservoir, et on fixe le manche à leur autre extrémité.

Le manche reçoit alors un des réflecteurs ou des cautères dont on a besoin. On fait passer le courant en appuyant sur le bouton, et on arrive à l'incandescence des cautères ou à l'éclairage des réflecteurs, en baissant progressivement la tige jusqu'à ce qu'on atteigne le degré désiré.

Dans cet appareil, la force électro-motrice restant invariable, il en résulte que si l'on a observé la position du graduateur une fois pour toutes, il suffira de le replacer au même point pour les opérations successives, sans crainte de brûler le fil de platine.

Si, du reste, ce désagrément arrivait, on trouverait dans l'écrin du platine de rechange tout préparé. Le platine se remplace de la même manière dans tous les genres de réflecteurs, au moyen d'une petite pince presselle avec laquelle on engage convenablement le platine dans les fentes des conducteurs des porte-réflecteurs. Un petit bois taillé en biseau est destiné à bien l'engager dans les deux fentes, pour que le contact soit bien établi. On coupe ensuite les deux bouts avec des ciseaux. Le petit tampon est destiné à raviver de temps en temps les faces des réflecteurs.

Faisons remarquer ici que les vis du manche ne sont pas indispensables, par suite de l'ajustement à frottement des tiges dans le manche lui-même. Cela a son importance, car, dans le transport de l'appareil, nous avons souvent perdu les vis.

EXPLICATION DES FIGURES.

Nous présentons ces appareils dans l'ordre chronologique où ils ont été imaginés.

Figure 7. — Elle représente l'ensemble du *Polyscope* en fonctions.

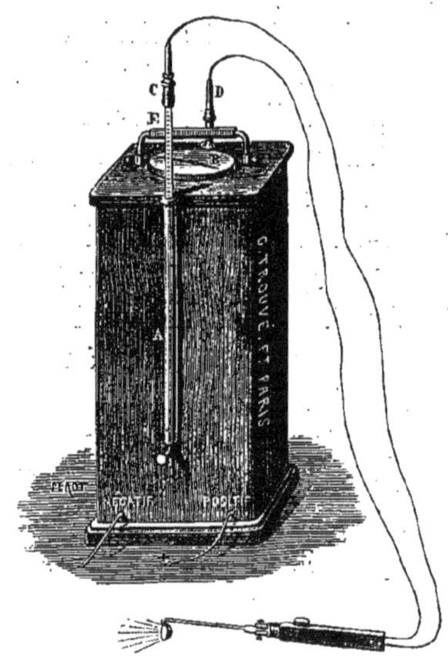

Fig. 7.

A — Régulateur du courant du réservoir placé dans l'intérieur de la boîte.

B — Galvanomètre à deux circuits.

C D — Pinces à coulants, destinées à établir la communication électrique entre le manche et les pôles du réservoir par l'intermédiaire des fils conducteurs.

Un des pôles est représenté par la tige (E) du régulateur.

F — Manche à pédale auquel on adapte les réflecteurs ou les cautères.

Tous les réflecteurs ont la forme parabolique et sont émaillés à la partie convexe, ce qui permet de les tenir longtemps en contact avec les muqueuses, sans que celles-ci soient incommodées par l'échauffement des réflecteurs, qui est, du reste, presque nul.

FIGURE 8. — Réflecteur de la bouche pour les dentistes. La puissance de ce réflecteur est telle, que les dents devenant complètement transparentes, on ne perd aucun détail de leur état. Ce réflecteur, placé à l'extrémité d'une sonde œsophagienne, éclaire puissamment l'estomac par transparence.

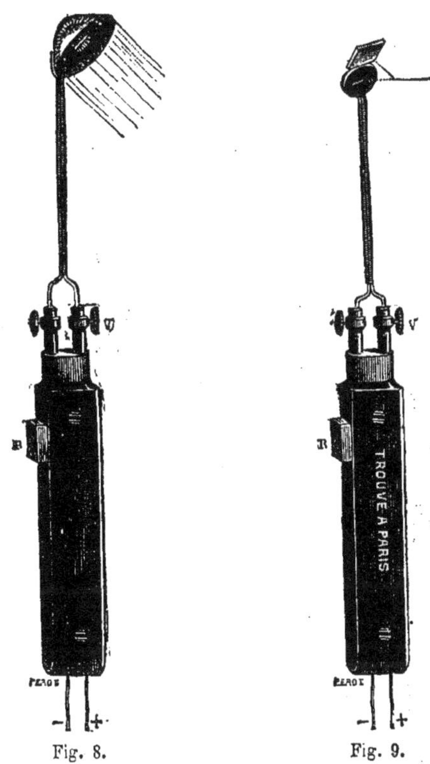

Fig. 8. Fig. 9.

FIGURE 9. — Ce réflecteur est le plus usuel pour le chirurgien dentiste, auquel il permet de voir les dents dans n'importe quelle position; il sert également de miroir laryngien pour la laryngoscopie et la rhinoscopie.

Ce réflecteur, sur lequel peut s'ajouter une série de miroirs de différentes grandeurs, fait avec ceux-ci un angle fixe de 45 degrés. Cet angle déterminé d'avance fait que, sans aucun tâtonnement, les cordes vocales comme les fosses nasales se trouvent réfléchies immédiatement dans le champ du miroir et d'une façon beaucoup plus nette que dans la laryngoscopie ordinaire, puisque l'éclairage est direct.

Figure 10. — C'est un réflecteur semblable à celui de la figure 7, mais sans miroir, et pouvant éclairer dans la généralité des cas les cavités naturelles : la bouche, la gorge, l'arrière-gorge, le vagin, le rectum, etc.

Aucun autre système d'éclairage ne peut rivaliser avec celui-ci pour éclairer le fond d'un spéculum, pour voir l'utérus, le vagin, la muqueuse du rectum, le fond de la gorge.

Le pouvoir éclairant se trouve, en effet, placé à une distance aussi minime qu'on le désire des parties à examiner, et, en outre, l'opérateur ne peut pas être incommodé par la source lumineuse, car il ne la voit pas.

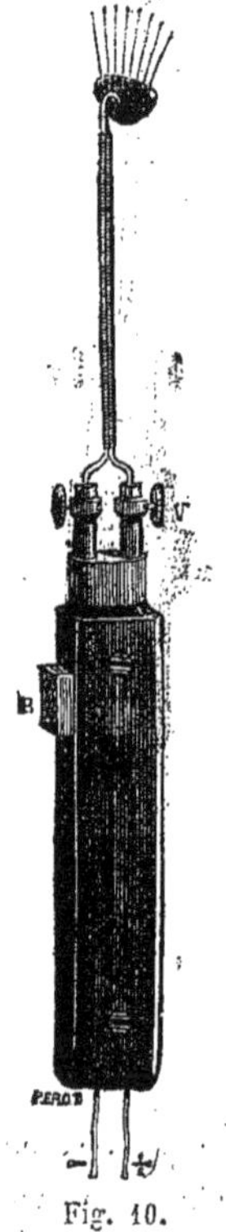

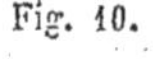

Fig. 10.

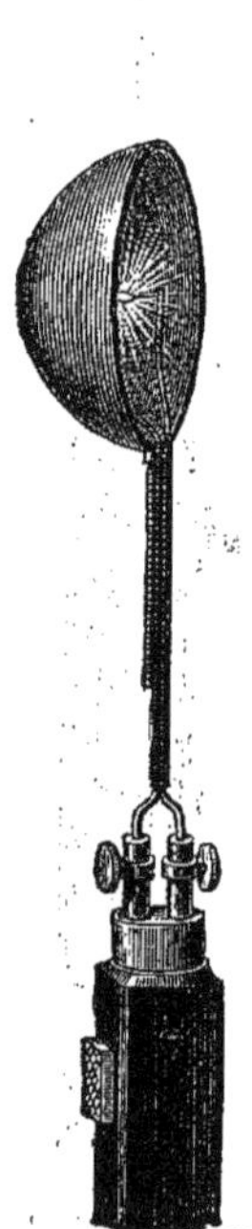

Fig. 11.

Figure 11. — Réflecteur puissant, offrant 5 centimètres de diamètre et permettant au patient d'éclairer toute la cavité buccale, pendant que le chirurgien se livre à son opération.

A ces différents réflecteurs, on peut ajouter l'uréthroscope, l'ophthalmoscope, l'otoscope, selon la pratique spéciale à chaque praticien.

Avis important. — Le réservoir gagne beaucoup en vieillissant. Plus l'on s'en servira, plus les effets seront de longue durée, c'est-à-dire capables d'alimenter les réflecteurs deux et trois heures de suite.

Figure 12. — Elle représente un cautère très effilé, servant à la cautérisation des ramifications pulpaires dans les canaux radiculaires des dents, spécialement pour la mâchoire supérieure, etc., ainsi qu'à l'épilation des cils, à l'opération des tumeurs érectiles de petit volume, etc.

Figure 13. — Cautère en bec d'oiseau pour dentistes, servant plus particulièrement aux opérations de la mâchoire inférieure.

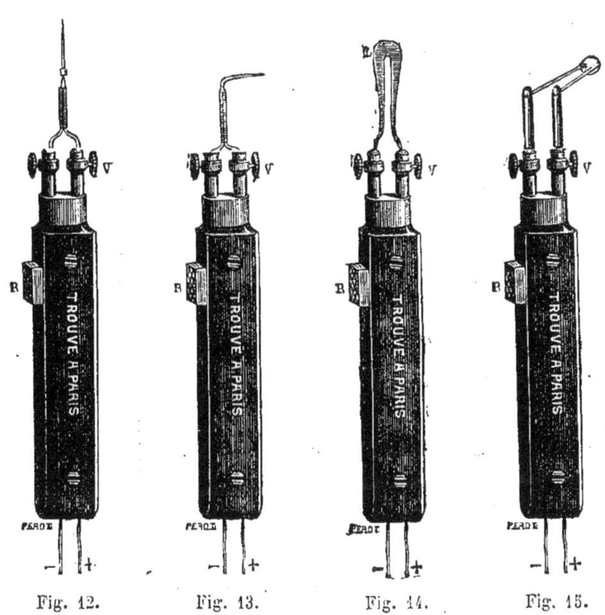

Fig. 12. Fig. 13. Fig. 14. Fig. 15.

Figure 14. — Cautère en forme de couteau, pour les petites opérations. Tumeurs, cautérisation et ablation des gencives, ouverture d'abcès.

Figure 15. — Cautère pour l'application des pointes de feu, et servant aussi à la cautérisation des tumeurs de la gencive à la mâchoire inférieure.

Figure 16. — Cautère plus effilé, pour pénétrer au fond des canaux radiculaires des dents.

Figure 17. — Cautère servant à pratiquer l'ignipuncture sur les gencives présentant les symptômes de la périostite; ce cautère permet de faire plusieurs mouchetures à la fois.

Figure 18. — Instrument portant une anse de platine suffisante pour les petites opérations de la cavité buccale : tumeurs, polypes, etc.

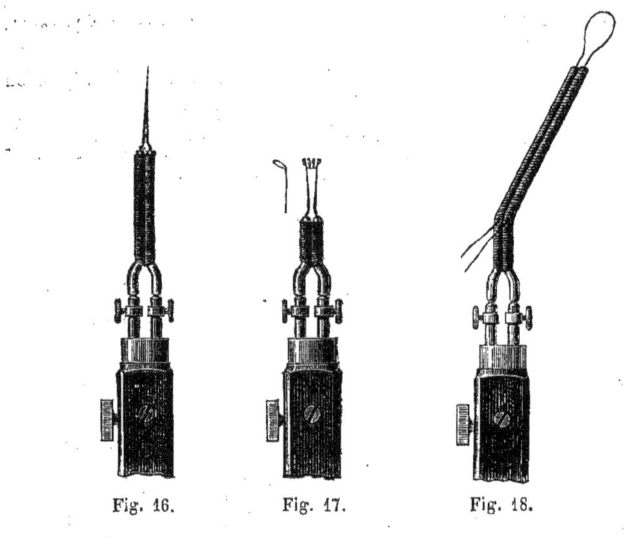

Fig. 16. Fig. 17. Fig. 18.

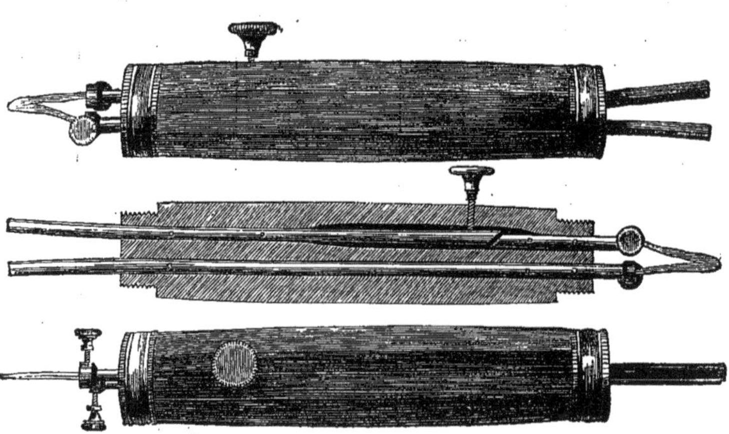

Fig. 19.

Figure 19. — Différents cautères employés par Middeldorpf. En les comparant à ceux que nous venons de décrire ci-dessus, on pourra apprécier les heureux perfectionnements apportés aux nouveaux cautères qui se font remarquer par leur extrême finesse; de plus, le bouton commutateur du nouveau manche glisse dans une rainure, ce qui est beaucoup plus commode pour l'opération que la vis représentée dans ceux de Middeldorpf.

PREMIÈRE PARTIE

APPLICATIONS A LA THÉRAPEUTIQUE

La nécessité d'une bonne denture est chose très nécessaire à la mastication, a dit Fauchard. En effet, la bouche ne doit pas être considérée seulement comme un simple orifice d'entrée, mais bien comme la première cavité de l'appareil digestif, d'où sa réelle importance ; aussi les tissus variés dont elle se compose ont ceci de particulier qu'ils offrent souvent des signes caractéristiques des plus importants pour le diagnostic et le pronostic de certaines maladies locales ou générales, que le chirurgien-dentiste doit savoir reconnaître.

Désormais rien ne sera plus caché aux regards du médecin, pour qui la lumière vive dont il pourra disposer, grâce au *Polyscope,* lui permettra de fouiller tous les coins et recoins de la cavité buccale avec la plus grande minutie : Comme nous le fait remarquer le Dr Laffin[1] dans sa thèse, à qui nous empruntons les passages suivants : Hippocrate[2] lui-même a fait quelques remarques sur l'état de la langue, des gencives et des dents, et Jourdan, en 1778[3], écrit que la bouche est souvent le miroir du médecin attentif, et il ajoute : « Beaucoup de vices intérieurs, soit par leur « transport ou métastate, se caractérisent sur cette partie. Le « vice vénérien, le scorbutique, nombre de fièvres malignes,

1. Dr Laffin. Thèse. *Étude des arcades alvéoles dentaires*. 1876.
2. Hippocrate, traduit par Littré. T. V. *Aphorismes*, 239, 236.
3. Jourdan. *Traité des maladies de la bouche*. Paris, 1778. T. I, page 9.

« putrides, en fournissent des preuves et y causent des dom-« mages réels. On n'ignore pas même que certaines maladies « de la bouche sont souvent les signes précurseurs des diffé-« rentes affections des liqueurs et qu'on n'était pas dans le « cas de soupçonner. »

Les auteurs de pathologie ou de symptomologie générales, sérieusement pénétrés de tels signes, ont tous écrit des articles spéciaux, parmi lesquels nous pourrions citer ceux de Monneret[1], Behier et Hardy[2], Bouchut[3], etc., si nous ne craignions pas de sortir de notre cadre.

Hutchinson admet par exemple que les effets de la syphilis héréditaire peuvent se traduire par une condition naine particulière de certaines dents, les incisives et les canines seraient de petit volume, en forme de cônes tronqués, d'où il s'ensuit que l'on serait en droit d'attribuer les effets désastreux de cette terrible maladie aux enfants présentant des dents petites, déformées, à cannelures profondes, émail et ivoire imparfaitement calcifiés, parsemées de taches opaques restant friables et faibles.

La coloration des dents est un sûr indice de leur solidité ou de leur altérabilité, et se lie d'une façon remarquable à l'ensemble de la constitution.

Les dents dont la nutrition n'a aucunement été troublée pendant la période intra-folliculaire, qui sont régulièrement formées, ne présentent jamais des irrégularités de coloration, des taches, des zones plus transparentes que d'autres.

Aussi les dents sont comme les os en voie de développement. L'inanition, les chocs ou ébranlements violents de l'organisme, certaines maladies, en un mot, troublent leur nutrition ; et quand un adulte, entr'ouvrant la bouche et écartant les lèvres, laissera voir des dents piquées de petits trous noirs, ou coupées par un ou plusieurs sillons noirâtres, ou dépolies sur une grande surface, ces signes devront faire

1. Monneret. *Traité élément. de pathol. interne.* 1864. T. I, p. 445 et suiv.
2. Behier et Hardy. *Traité de pathol, interne.* T. I.
3. Bouchut. *Nouv. élém. de pathol. génér. et de sem.* 3e édition, pages 1190 et suiv.

soupçonner et même affirmer qu'il a eu, dans son enfance, une ou plusieurs maladies.

Pour Noël Guéneau de Mussy, d'après Fernet[1], la rainure transversale permet d'établir qu'il y a eu fièvre typhoïde ou fièvre éruptive. La largeur de la rainure est plus ou moins considérable, suivant la durée de la maladie, et Fernet[2] lui-même ne met pas en doute que la rougeole et les autres affections spéciales analogues puissent produire l'érosion. La forme ponctuée caractérisera une suppression brusque et courte de la calcification de l'émail en voie de formation, et un retour également brusque à l'état normal, éclampsie, méningite simple, etc. La forme en nappe indiquera le rachitisme.

Les gencives, de leur côté, suivant leur degré de décoloration, ne nous indiqueront-elles pas soit la chlorose, soit une grande perte de sang ou une maladie longue et maligne ; au contraire une augmentation de coloration du tissu gingival ne sera-t-elle pas la preuve d'une inflammation plus ou moins grave. Elles seront rouges livides dans les angines de mauvaise nature, la stomatite ulcéreuse, le scorbut ; rouges brunes ou même noirâtres dans les fièvres adynamiques, jaunes dans l'ictère, gris bleuâtres dans l'empoisonnement par le plomb, fortement congestionnées et purulentes dans l'intoxication mercurielle. Enfin ne pourra-t-on pas trouver des indications semiologiques parfois des plus intéressantes dans l'examen approfondi des arcades alvéolo-dentaires, les altérations des dents, les ulcérations des gencives, l'ostéo-périostite alvéolaire, qui dépend le plus souvent d'une cause générale, comme l'albuminurie (mal de Bright), le rhumatisme, la goutte et le diabète, dans lequel Marchal (de Calvi[3]) en fait un des symptômes précurseurs des plus importants, considérant le ramollissement fongueux des gencives comme un des accidents les plus fréquents, etc. Tous ces divers phénomènes, qui parais-

1, Fernet. Art. *Bouche* (Sémiolog.) *In Dict. de médec. et de chirur. prat.*

2. Tomes. *Traité de chirurgie dentaire.* Trad. par le Dr Darin, 1872, p. 188.

3. Marchal (de Calvi). *Recherches sur les accidents du diabète.* Paris, 1864, page 395.

sent au premier abord si simples à reconnaître à la seule inspection, sont cependant quelquefois assez difficiles à préciser, la bouche offrant des anfractuosités et des replis nombreux où certains détails peuvent échapper ; nous sommes donc convaincus que l'instrument dont nous étudions les effets sera souvent des plus utiles.

Ne serait-il pas superflu d'ailleurs de développer l'importance des notions les plus minutieuses, portées jusqu'aux moindres détails, jusqu'aux plus délicates transformations, dans un moment où, comme aujourd'hui, l'emploi du microscope se généralise de plus en plus en médecine, où, par conséquent, les recherches exactes forment pour ainsi dire le triomphe de la science moderne.

Assez heureux pour avoir été un des premiers à nous servir du *Polyscope* en odontotechnie, nous avons pensé qu'après plus d'une année de pratique de cet instrument, il était de notre devoir d'en faire connaître les avantages réels, afin que, par sa connaissance plus approfondie, on n'hésitât pas à faire entrer dans la pratique un instrument qui laisse bien loin derrière lui tous les appareils de ce genre.

Une plus grande sûreté dans le diagnostic, économie de temps pour l'opérateur, diminution fort sensible de la douleur, disparition complète de la frayeur pour le patient, tels sont les premiers avantages qu'il convient tout d'abord de signaler, auxquels il faut cependant ajouter l'assurance d'une précision mathématique pour l'effet obtenu sur le point que l'on désire opérer.

Le *Polyscope* est un des plus précieux instruments pour le chirurgien dentiste, il est pour ainsi dire son *vade mecum*, car il peut aisément se transporter, et chose d'autant plus appréciable, c'est que cet instrument, grâce à sa pile secondaire, devient plus précieux en vieillissant, semblable à un vieux serviteur qui vous demeure d'autant plus attaché qu'il vous sert depuis plus longtemps ; on peut le comparer à un véritable réservoir dans lequel l'électricité s'entasse, s'accumule et que vous laissez écouler à votre gré, dès que vous appuyez le doigt sur le bouton de l'instrument. Précieux avantages qui font rejeter tous ces anciens appareils à pédales, composés d'une cuve remplie d'un liquide au bichromate de potasse ou autres, se décomposant promptement, et qui avaient le grand inconvénient d'introduire des acides dans le cabinet d'opération; par suite, de rouiller tous les instruments, et de ne pas marcher souvent au moment où l'on en avait le plus grand besoin, à cause de l'entretien continuel qu'on était obligé de leur donner. Ces différentes raisons expliquent suffisamment l'abandon dans lequel ces derniers sont tombés (voir fig. 20).

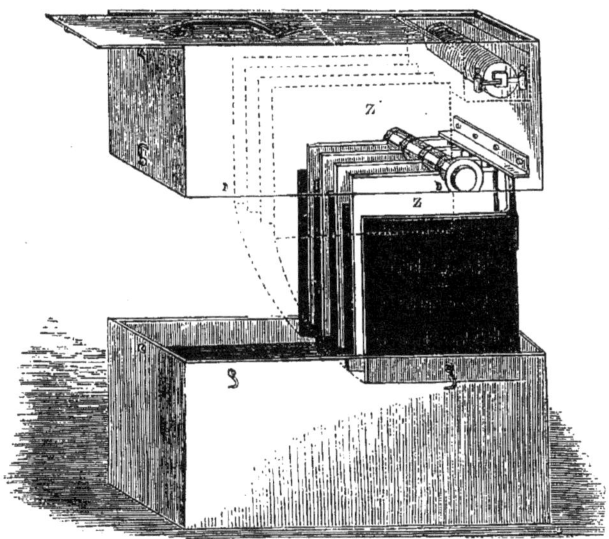

Fig. 20.

Appareil à pédale plus spécial pour le cabinet du chirurgien dentiste; il peut aisément se placer sous le fauteuil d'opération, mais il offre l'inconvénient d'un grand entretien et d'un renouvellement trop fréquent du liquide.

Cet appareil est composé d'une pile de grenet à quatre éléments, zinc Z et charbon C renfermés dans une boîte qui est garnie d'un réservoir en verre, contenant une solution de bichromate de potasse avec une légère addition d'acide sulfurique pour que l'appareil ne fonctionne qu'au moment voulu; les quatre lames de zinc sont adaptées à un axe tournant de cuivre situé dans la partie supérieure de la boîte. A l'une des extrémités de cet axe, faisant saillie au dehors, est ajustée une pièce de cuivre formée de deux branches coudées à angle droit. L'une de ces deux branches donne attache à un ressort, l'autre à la tige d'une pédale de bois qui se trouve en bas et en avant de la boîte. Le ressort, en tirant sur la pièce de cuivre, a pour fonction de faire pivoter l'arbre intérieur supportant les éléments zinc. Il en résulte que ces derniers sont maintenus dans la position horizontale Z', au-dessus du liquide. Quand on veut faire fonctionner l'appareil, il faut appuyer sur la pédale.

Dans ces derniers temps, en France, le professeur Broca employait plus communément la pile de Grenet (fig. 21), tandis qu'en Allemagne et en Angleterre, celle de Middeldorpf était le plus en usage. Ces piles, comme nous venons de le dire, offrent de véritables *impedimenta* pour la pratique journalière.

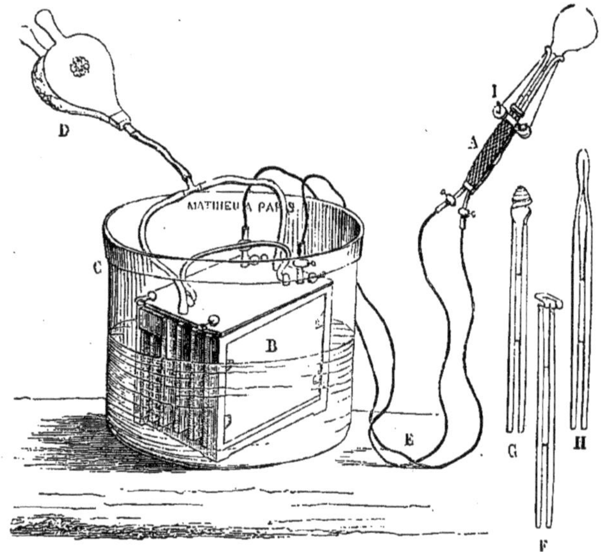

Fig. 21.

Pile de grenet au bichromate de potasse appropriée à la galvano-caustique thermique; A cautère électrique, B châssis qui renferme les éléments de la pile; C vase contenant une solution de bichromate de potasse; D soufflet à l'aide duquel on insuffle l'air dans les éléments au moyen d'un tube débouchant à la partie inférieure du vase par un grand nombre de petits trous, et qui permet de faire arriver sans cesse des bulles d'air qui se dégagent en bouillonnant; l'agitation du liquide s'oppose ainsi à la dépolarisation de la pile et à l'affaiblissement du courant; E rhéophores; GHF différents cautères.

La pile de Grenet composée, il est vrai, d'un seul liquide

(acide sulfurique et bichromate de potasse), a besoin, pour fonctionner, d'un soufflet qui réclame la présence d'un acide et, de plus, offre des incertitudes dans son action.

La pile de Grove, composée de quatre couples de zinc et de platine, et adoptée par Middeldorpf, présente, en plus de son prix élevé, le danger de l'acide azotique qui dégage des vapeurs nuisibles ou tout au moins fort désagréables pour les voies aériennes des personnes qui se trouvent auprès d'elle; elle est également trop massive et trop infidèle; de plus, les réophores, les manches isolants et le procédé à interruption du courant sont tels, que le Dr Caminot, dans sa thèse, nous fait très judicieusement remarquer qu'il n'y avait que lui qui pût faire marcher son appareil, ainsi que le constata le professeur Broca dans les expériences qu'ils firent ensemble à Paris en 1852 (voir fig. 22).

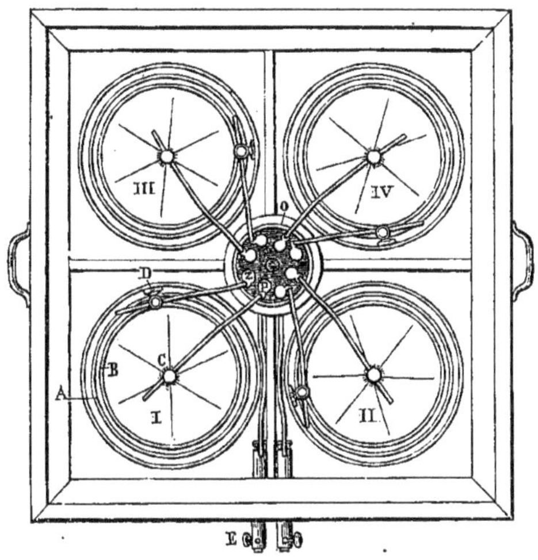

Fig. 22. — Couples de Grove.

Quatre couples I, II, III, IV ou éléments de Grove (fig. 23), hauts de six pouces et demi et larges de 4 pouces et demi (mesures rhénanes, un pouce fait plus de 26 millimètres) sont disposés dans une boîte de quatre compartiments. Au milieu de la boîte, entre les quatre couples, est situé le commutateur O, petit appareil où sont placés les deux pôles PZ, et qui est destiné à combiner les couples de plusieurs manières pour faire varier à volonté la tension et l'intensité de la pile. Le commutateur O se compose d'une cuvette à huit trous et de trois couvercles différents. Les huit trous de la cuvette sont pleins de mercure; ils sont parfaitement isolés de leurs voisins et chacun d'eux communique, par un gros conducteur, avec l'un des zincs D ou l'une des platines C des couples. Il y a donc quatre trous zinc et quatre trous platine. Chaque couvercle porte huit petites feuilles métalliques qui pénètrent dans les huit trous de la cuvette et se mettent en contact avec le mercure; ces fiches, enfin, sont reliées entre elles deux à deux ou quatre à quatre, au moyen d'une armature métallique diversement disposée dans les trois couvercles. L'armature du couvercle n° 1 est construite de telle sorte que les zincs et les platines se succèdent et s'entrecroisent un à un. L'appareil forme ainsi une pile à quatre couples dont l'intensité est représentée par la surface de chaque couple considéré isolément et dont la tension est représentée par quatre, puisque les couples sont au nombre de quatre.

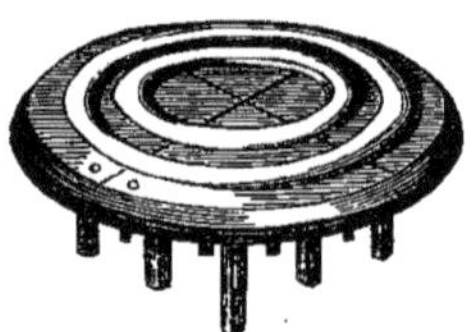

Fig. 23.

Le couvercle n° 2 combine successivement deux zincs, puis deux platines, puis encore deux zincs, et enfin les deux derniers platines; les quatre couples, par conséquent, n'en forment plus que deux, dont la surface est devenue deux fois plus grande; l'intensité se trouve donc doublée, tandis que la tension est diminuée de moitié.

Le couvercle n° 3, semblable aux autres, représenté par la fig. 23, marie tous les zincs ensemble et tous les platines ensemble.

Dans le *Polyscope* vous n'avez besoin, pour mettre en charge la pile secondaire de G. Planté, que de quatre éléments au sulfate de cuivre, sans aucun acide, que vous enfermez soigneusement dans un coffret disposé spécialement à cet usage, et que vous pouvez placer loin de votre cabinet, de façon à ce que votre domestique, de temps à autre, jette quelques cristaux de sulfate de cuivre ou change les zincs usés : tels sont les seuls entretiens que nécessite le bon fonctionnement de l'appareil, d'ailleurs assuré, grâce à l'addition heureuse du galvanomètre à double courant fixé à sa partie supérieure, et dont la déviation de l'aiguille sert à vous avertir de l'état constant de la pile.

La plus fréquente de toutes nos opérations n'est-elle pas avant tout l'examen de la cavité buccale, examen qui doit être souvent très approfondi pour nous permettre d'établir un diagnostic sérieux des lésions qui peuvent exister, et qui sont souvent parfois plus difficiles à reconnaître qu'on ne s'en doute, principalement quand elles siègent dans les interstices des dents. Le Dr Andrieu a déjà signalé l'importance de ces réflexions quand il dit que quelquefois tous les moyens ordinairement usités pour l'examen de la cavité buccale ne suffisent pas pour préciser le diagnostic, et que l'on est obligé de recourir à l'appareil fort ingénieux qu'a inventé Jules Bruck de Breslau, et qu'il a nommé Stomastoscope (fig. 1, 2, 3, 4)[1].

Nous doutons que quelques-uns de nos confrères aient jamais possédé ce Stomastoscope[2], nous ne le connaissons, pour notre part, que par sa brochure, mais nous savons qu'il offre de très grands inconvénients qui l'ont du reste empêché de voir même le jour dans la pratique. Outre l'énorme bâillon auquel le patient devait se soumettre, il fallait encore, tout le temps de l'opération, avoir un aide qui projetât un courant d'eau pour neutraliser la trop grande chaleur résultant d'un fil de platine trop gros et porté au rouge blanc.

Le *Polyscope* perfectionné évite tous ces inconvénients, tant à cause de sa simplicité que de son bon fonctionnement. C'est l'hiver surtout par ces jours si sombres, pendant lesquels on voit à peine clair en plein midi, qu'il nous rend de grands services ; nous employons de préférence, pour l'examen général des arcades dentaires, le miroir tel que nous le montre la figure 9, il a l'avantage de rendre les dents lumineuses et de les réfléchir tout à la fois sur un miroir nickelé adapté suivant un angle de 45 degrés.

Dans les arcades dentaires ainsi observées, la dent douteuse apparaît de suite opaque à côté de ses voisines qui sont transparentes. L'opacité est plus ou moins prononcée, ou même elle ne présente simplement qu'un noyau sombre au centre de la dentine montrant les canalicules dentaires

1. Traduction de l'*Art du Dentiste*, de Harris et Austen, par le Dr Andrieu.

2. *Stomastoscope et Uréthroscope* de Bruck, publié à Breslau.

encore intacts, ou au contraire l'opacité dont nous parlons s'étend dans tout l'ensemble des tissus, si la gangrène de la pulpe a eu le temps d'imbiber les canalicules des produits de sa décomposition.

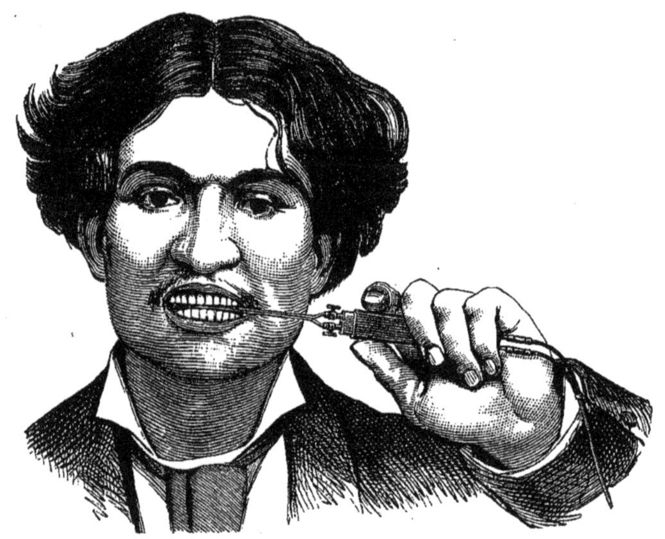

Fig. 24.

Le réflecteur décrit à la fig. 8 est introduit dans la cavité buccale et éclaire les dents par transparence, sans que la chaleur incommode le patient.

Nous savons, d'après les données de la science, que ces canalicules dentaires ou canaux calcifères de Owen, découverts par Heenwenhorth, renferment pendant la vie un fluide transparent incolore contenant, selon Hannover, des matériaux calcaires en dissolution. Au contraire, suivant notre savant histologiste le professeur Robin[1], ces canalicules ne contiennent que de la sérosité. Tandis que, d'après les récents travaux faits suivant les préparations nouvelles du Dr Bodecker[2], ces mêmes canalicules contiendraient une

1. *Dictionnaire de Nysten.* Dent, page 417.

2. *De la distribution de la matière vivante dans les tissus dentaires* par le Dr D.-F.-W. Bodecker, *Gazette odontologique.* Janvier 1879, page 3.

matière vivante en connexion directe avec les corps protoplasmiques de la pulpe, du cément et de l'émail.

En admettant l'une ou l'autre de ces théories, n'est-il pas évident que l'ivoire n'est pas simplement une substance dure et compacte, mais que par ses canalicules qui viennent s'anastomoser avec les vaisseaux de la pulpe, il participe réellement à sa vitalité et peut, par conséquent, en déceler tous les différents phénomènes. Ces différentes colorations révèlent ainsi au praticien l'état pathologique des vaisseaux sanguins qui composent le tissu de la pulpe dentaire, alors qu'aucun de ces signes ne traduit encore au dehors, d'une façon positive, un état morbide, qui se manifeste souvent trop tard pour tâcher, par une médication judicieuse, d'arrêter la congestion, et par suite la gangrène de cet organe, si délicat et à la fois si important.

Le degré de coloration vous donnera donc, d'une façon presque certaine, l'état interne de la cavité pulpaire ; les gencives elles-mêmes participeront à cette transparence et permettront ainsi de voir si l'inflammation s'étend au voisinage des quelques dents voisines ou bien si au contraire elle tend à se limiter à une seule dent.

Dans les fractures, ces miroirs nous sont surtout très utiles pour nous indiquer l'état de la cavité pulpaire. L'ivoire, lorsque la pulpe est attaquée et que la circulation collatérale ne s'établit pas, devient promptement noir.

Il est important, suivant le Dr Maurel[1], de ne pas confondre cette coloration avec celle que l'on constate sur la surface des fractures non pénétrantes. Ici c'est une coloration *totius substantia* qui occupe toute la dentine et prouve sa mortification. L'émail conserve le plus souvent sa transparence, lorsque la pulpe continue à vivre, la dent peut alors conserver sa couleur normale ou prendre une teinte générale légèrement grise.

Dernièrement nous avions deux patients qui venaient réclamer nos soins, chacun pour une fistule gingivale. Après

1. Dr Maurel. *Des fractions des dents*. 1875. Page 25.

avoir examiné leurs dents au moyen de ces petits miroirs électriques (fig. 9), nous pûmes reconnaître la véritable cause de la lésion, et diriger notre thérapeutique en conséquence (voir fig. 25).

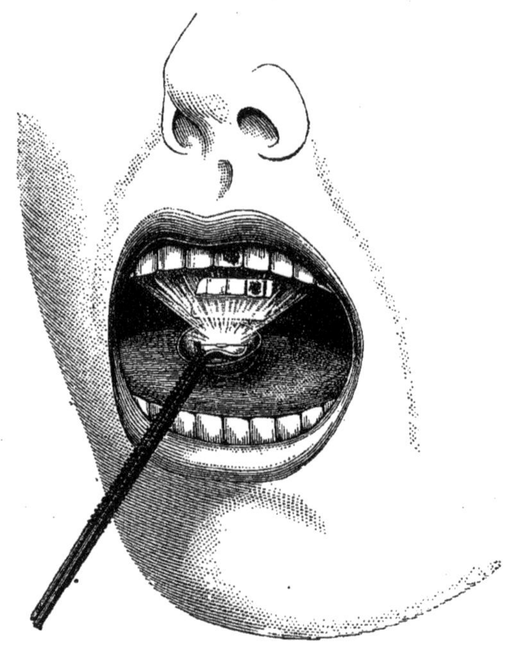

Fig. 25.

Dents vues réfléchies dans le miroir décrit à la fig. 9. Une dent apparaît avec une tache, tandis que les autres restent transparentes.

Chez l'un, la dent apparut grise dans sa totalité et plus sombre au centre, c'est-à-dire au point correspondant à la pulpe ; d'où nous concluions, avec raison, à la mortification de cet organe, et de là à la nécessité de trépaner la couronne qui n'était point cariée, afin d'en pouvoir retirer l'organe décomposé qui, agissant comme un véritable corps étranger, entretenait continuellement une suppuration qui s'était fait jour à travers la gencive.

Chez l'autre, la dent, soumise au même mode d'éclairage,

resta transparente dans tout son ensemble, d'où nous devions naturellement songer à une autre cause. Nous avons diagnostiqué une fistule entretenue par la présence d'une légère nécrose du rebord alvéolaire ; le traitement, différent du premier, nous confirma dans notre diagnostic, car au bout de quelques jours un petit séquestre sortit, et la fistule guérit.

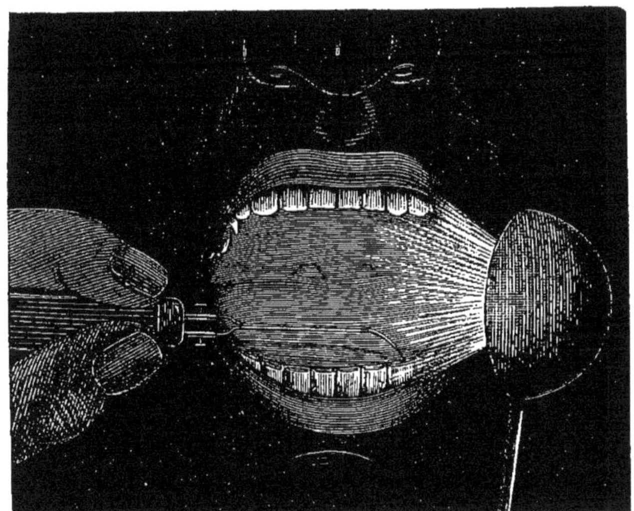

Fig. 26.

Les différents réflecteurs, en particulier celui indiqué dans la fig. 9, sont très utiles dans les applications si variées des pièces de prothèse dentaire, princicipalement quand il s'agit de la réparation du voile du palais et de la voûte palatine, ou de l'exploration des fosses nasales ou encore de l'antre d'Higmore.

Il est souvent en effet assez difficile de pouvoir bien juger de l'ajustement des parties, à cause de la voûte palatine qui surplombe et fait ombre à l'opérateur.

De même dans les abcès du sinus maxillaire, une ouverture étroite empêche de bien juger l'état de la muqueuse qui tapisse la cavité.

En outre de ces petits miroirs que l'on peut introduire dans la cavité buccale, il existe un grand réflecteur que le patient peut tenir d'une main et éclairer ainsi d'une façon très puissante la cavité tout entière, pendant que l'opérateur, nullement incommodé par la lumière qu'il ne voit que réfléchie, se livre aux soins que réclame le malade, comme l'indique la figure 26

DEUXIÈME PARTIE

DE LA GALVANOCAUSTIE

DÉFINITION ET HISTORIQUE

La galvanocaustie thermique, c'est-à-dire la cautérisation au moyen de la chaleur développée par un courant galvanique, est souvent désignée sous le nom de galvanocaustie tout court. C'est même sous ce nom qu'elle a été introduite, il y a une vingtaine d'années, dans la science par Middeldorpf, qui est le véritable inventeur et vulgarisateur de la méthode.

Cependant, depuis cette époque, on s'est également servi du courant galvanique pour faire de la cautérisation potentielle, en utilisant les acides et les alcalis qui se dégagent aux deux pôles de la pile, représentés par des aiguilles. Cette méthode de cautérisation, essentiellement différente de la précédente, mérite le nom de galvanocaustie chimique[1].

N'ayant à nous occuper dans cette monographie que de la galvanocaustie thermique, qui est la seule qui nous soit utile, nous croyons intéressant, avant d'en décrire les différentes applications, de jeter un coup d'œil rétrospectif sur son passé, en nous inspirant des mémoires du Dr Amussat (fils), où nous avons pris presque entièrement cet historique[2].

Ce fut vers 1800 que Foucroy commença à parler des expériences qu'il avait faites avec Vauquelin, Thénard et

1. *De la galvanocaustie thermique*, par le Dr Bœckel, 1873.
2. *Mémoires sur la galvanocaustie thermique*, par le Dr Amussat fils, 1876.

Hachette, à propos de l'inflammation du fer par le galvanisme. Plus tard, les physiciens Récamier et Pravaz eurent l'idée d'utiliser la chaleur électrique en chirurgie, et essayèrent en 1821 de détruire le cancer de l'utérus au moyen de la galvanocaustique thermique. En 1843, le professeur Steinhel, de Munich, donna au Dr Meritz Heider, de Vienne, le conseil d'employer le fil de platine rougi à blanc par un courant électrique, pour cautériser la *pulpe dentaire.*

Au mois de décembre 1844, M. Louyer, médecin belge, proposa la même méthode, pour le même but, dans les *Archives de médecine belge.*

En 1846, Crusell, médecin russe, se servit du fil de platine rougi par l'électricité, dans un rétrécissement de l'orifice uréthral. En 1847, M. le Dr Sédillot l'employa avec succès pour le traitement d'une tumeur érectile du nez.

Née en France, appliquée à Vienne et à Saint-Pétersbourg, la galvanocaustique thermique fit son apparition à Londres en 1850. Le Dr J. Marshall, n'ayant pu par les moyens ordinaires guérir une fistule de la joue, employa l'électricité avec succès.

Les travaux du Dr Marshall ayant attiré en Angleterre l'attention sur les avantages de la galvanocaustique, deux dentistes de Londres, MM. T. Harding et G. Waite, en firent l'application aux affections dentaires, en se servant de galvanocaustiques analogues à celui de Moritz Heider.

En 1852, Nélaton fit connaître, dans la *Gazette des hôpitaux*, son opinion sur le cautère électrique dans le traitement des tumeurs érectiles sous-cutanées.

En 1853, le Dr Amussat (fils) donna connaissance à l'Académie des sciences de Paris du résultat de ses recherches et des nombreuses applications qu'il fit de la galvanocaustie.

A la fin de l'année 1854, Middeldorpf publia un traité sur les galvano-cautères.

Dans ce traité, le chirurgien de l'hôpital d'Allerheiligen, à Breslau, rappelle les principes sur lesquels est basée la galvanocaustique, ainsi que les avantages de la méthode et de ses usages comme moyen de destruction pour couper et produire une irritation, pour amener des coagulations, des suppurations, etc.

Le chirurgien de Breslau a appliqué avec succès la galvanocaustie thermique au traitement des hémorroïdes et des fistules du rectum, à l'incision des tubercules syphilitiques de la région anale, à l'ablation d'une tumeur du cou, des épulies, à l'amputation de la luette, à la cautérisation des tumeurs érectiles de la joue et de la région temporale, au traitement des fistules lacrymales et de toute autre région, à l'incision des polypes naso-pharyngiens.

Le Dr Caminot[1] nous fait remarquer que si M. Middeldorpf choisit très heureusement le fil de platine dont la résistance est assez considérable, il choisit moins heureusement la pile de Grove (fig. 22).

C'est à l'éminent chirurgien de la clinique, le professeur Broca, qu'appartient réellement l'honneur d'avoir rendu praticable une méthode opératoire dont les applications étaient restées jusque là au rang de tours de force qu'on se bornait à admirer; il adopta alors, en collaboration avec M. Grenet, la pile à bichromate de potasse, à laquelle Mathieu ajouta plus tard un appareil qui a pour but de prévenir la fonte de fil de platine (fig. 21).

Enfin, dans ces derniers temps, M. G. Planté produisit l'appareil si ingénieux qui consiste en lames de plomb enroulées en hélice, capables d'emmagasiner l'électricité en quantité suffisante pour maintenir au rouge le galvano-cautère pendant quelques instants; c'est cet appareil qui, par des perfectionnements successifs, vient d'être approprié si ingénieusement à la chirurgie.

Un des avantages de la galvanocaustie est d'établir sa supériorité sur le cautère actuel, en ce qu'elle permet de chauffer et d'éteindre les fils à des moments voulus, sans effrayer le malade en aucune façon, et d'offrir une action hémostatique, tout au moins quand le galvano-cautère est porté au rouge voulu, car des auteurs la nient au rouge

1. *Contribution à l'étude du bec-de-lièvre par la galvanocaustie.* Thèse de F. Caminot, 1853.

blanc. En effet, s'il est permis de croire avec Boeckel et Onimus que, si au rouge blanc on ne l'obtient pas toujours, c'est que les chirurgiens s'en servent comme d'un bistouri et vont trop vite. Il faut s'en servir très lentement, comme d'un écraseur cautérisant, suivant l'expression si juste de Bœckel[1]. Sédillot disait : Pour peu que la cautérisation par le galvanocautère soit bien maniée, elle ne fait pas perdre une goutte de sang ; elle laisse des surfaces sèches insensibles à l'action de l'air et de corps étrangers, et qui n'absorbent pas les liquides toxiques. Il n'est pas non plus sans intérêt de signaler la rapidité et l'énergie de l'action, la diminution de la douleur par le faible rayonnement des brûlures ainsi faites. Middeldorpf admettait la production presque immédiate des bourgeons charnus dans les plaies ainsi faites. Enfin Schuh, de Vienne, que l'on n'accusera pas de parti pris en faveur de la galvanocaustie, admettait que l'inflammation et la fièvre sont ici moins considérables que dans les incisions simples à l'aide de l'instrument tranchant.

DES CAUTÈRES GALVANOCAUSTIQUES.

Nous avons vu tous les services que nous pouvions tirer des différents réflecteurs qui constituent le *Polyscope*. L'histoire que nous venons de tracer de la galvanocaustie nous montre qu'il ne sera pas moins intéressant d'étudier l'action des différents cautères que réclame si fréquemment la chirurgie dentaire. Ainsi nous verrons se vérifier l'aphorisme d'Hippocrate :

> Quæ non medicamenta sanant, ferrum sanat,
> Quæ ferrum non sanat, ignis sanat.

En démontant d'une façon aussi rapide que facile ces petits réflecteurs dont nous venons de parler, on ajuste sur le même manche les cautères dont on peut avoir besoin ; leurs formes sont des plus variées et ils joignent à leur finesse une

1. Bœckel, p. 45.

grande rigidité, obtenue par l'heureuse application, sur les fils de platine, d'une couche vitreuse qui les isole en même temps l'un de l'autre.

§ 1.

Inflammation des parties molles. — L'action du fer chaud nous a rendu souvent de grands services dans certaines espèces de gingivites, particulièrement dans le ramollissement des gencives, bien décrit dans une monographie du Dr Delestre [1].

Nous nous souvenons en particulier de la femme d'un médecin, atteinte d'un ramollissement des gencives, principalement localisé sur les dents antérieures, haut et bas; nous modifiâmes si bien son état, au moyen des cautérisations répétées, que, pendant plusieurs années, cette dame conserva ses dents qui s'étaient beaucoup raffermies et lui rendaient tous les services qu'elle devait en attendre.

Si nous avions eu le soin de relever toutes les affections analogues que nous avons traitées, nous pourrions rapporter ici de nombreux cas de guérison, ou tout au moins d'amélioration : l'observation suivante que nous avons heureusement gardée, fera connaître notre ligne de conduite en pareille circonstance.

Observation d'une jeune fille chez qui les gencives fortement tuméfiées pouvaient faire craindre des accidents sérieux.

Au mois de mars 1878, Mlle B., âgée d'environ 17 à 18 ans, d'une constitution très nerveuse et délicate, est atteinte d'un commencement d'hypertrophie du cœur. Son médecin essaye de relever ses forces vitales par l'huile de foie de morue et autres médicaments reconstituants; de plus, épuisée par une circulation défectueuse, elle est chlorotique, et depuis quelque temps elle souffre d'une gêne des gencives qui, pendant la mastication, laissent échapper du sang. Elle se décide à venir nous consulter; à l'inspection de la cavité buccale, nous constatons une gingivite fongueuse,

1. Dr Delestre. *Du ramollissement des gencives*; 1861, Paris.

ayant seulement ses points d'élection au niveau des espaces interstitiels des quatre premières molaires haut et bas, plus accentuée à la mâchoire supérieure qu'à l'inférieure. Les gencives sont fortement œdématiées, décollées, rouges brun foncées avec des taches noirâtres; aucune odeur, aucune matière purulente ne s'écoule des gencives, elles ne sont même pas douloureuses à la pression. Les dents sont toutes en parfait état. Nous cautérisons au fer rouge tous ces paquets de gencives tuméfiées.

6 avril, c'est-à-dire sept jours après la cautérisation, nous constatons à peu près le même état; nous cautérisons de nouveau et conseillons le traitement suivant :

Toucher légèrement matin et soir les gencives malades avec un pinceau imbibé de glycérolé iodoformé, se gargariser plusieurs fois par jour avec le gargarisme suivant :

Hydrate de chloral................	10	grammes.
Sous-borate de soude............	5	—
Eau ordinaire....................	250	—

Une cuillerée dans un verre d'eau tiède.

Le 9 avril, les gencives sont moins tuméfiées, mais elles offrent toujours une coloration noirâtre qui indique une mauvaise circulation.

Nous réprimons quelques points tuméfiés avec un pinceau légèrement imbibé d'acide chromique, et nous ordonnons une potion à prendre par cuillerée d'heure en heure.

Julep gommeux..................	120	grammes.
Chlorate de potasse..............	8	—
Extrait de quinquina..............	2	—
Sirop d'écorces d'oranges amères..	30	—

13 avril. Un état très marqué vers la guérison se manifeste, les eschares des gencives sont tombées; elles reprennent une coloration plus rosée; nous touchons les gencives très légèrement au cautère. Nous supprimons le glycérolé d'iodoforme, qui a l'inconvénient de donner à l'haleine une odeur des plus désagréables, nous diminuons de moitié la quantité de chlorate de potasse contenue dans la potion, et nous la faisons prendre seulement toutes les deux heures.

19 avril. L'état d'amélioration que nous avions constaté à la dernière visite s'accentue de plus en plus; à la mâchoire supérieure les gencives sont presque à leur état normal. Nous touchons les gencives avec la teinture d'iode; nous supprimons la potion. Nous prescrivons : six pastilles de chlorate de potasse par jour; et des frictions, avec une brosse en blaireau, matin et soir, sur toutes les gencives, afin d'aider la circulation dans les vaisseaux capillaires.

La brosse sera au préalable trempée dans la poudre suivante :

Magnésie pulv.................	âà 10 grammes.
Carb. de chaux pulv...........	
Chlorate de potasse pulv........	
Ext. de quinquina.............	2 —

Considérant la maladie comme complètement guérie, nous conseillons à la jeune malade ces quelques soins hygiéniques, afin de maintenir *sa guérison.*

Nous sommes convaincus que les cautérisations que nous avons faites au début et que nous avons été obligés de répéter, ont beaucoup contribué à hâter la guérison, en modifiant l'état local : et le chlorate de potasse qui a une si heureuse action sur la muqueuse buccale, a achevé le reste. Plusieurs fois nous avons suivi cette même ligne de conduite et toujours nous en avons retiré de bons effets.

En parlant de la gangrène de la bouche, le célèbre professeur Trousseau dit avec toute son autorité[1] :

« Quand la gencive se sphacèle, que vous percevez l'odeur fétide, caractéristique et spécifique de la gangrène, ayez bien vite recours au feu.

« Allez-y vigoureusement, ne craint-il pas d'ajouter, sans ménager l'étoffe ; éteignez d'une main hardie et sûre vos cautères actuels sur les tissus désorganisés.

« Enlevez au préalable les dents dont les gencives sont malades, et *plantez le fer incandescent jusque dans l'alvéole.*

« Cette dernière recommandation est d'une extrême importance, car faute de l'observer, la marche envahissante et toujours prompte de la gangrène ne sera pas arrêtée, et vous n'aurez fait, en limitant ainsi l'action du feu, qu'une médication à peu près aussi inutile que de saupoudrer la joue mortifiée avec un mélange de poudre de charbon et de poudre de quinquina.

« Que craignez-vous? De nécroser l'os, mais est-ce là une circonstance qui doive vous retenir lorsque la vie d'un enfant est sur le point d'être irrévocablement frappée de mort. »

Dans la périostite aiguë, alors que les applications du mé-

1. Extrait de la clinique de Trousseau à l'Hôtel-Dieu, publié dans la *Gazette des Hôpitaux.*

lange de teinture d'iode et de teinture d'aconit, que les scarifications sur les gencives n'ont amené aucun soulagement et que l'état aigu semble vouloir passer à l'état chronique, il sera bon de pratiquer une sorte d'ignipuncture en faisant avec le galvano-cautère (fig. 17) des cautérisations multiples, qui devront occuper toute la surface de l'alvéole.

Dans la pyorrhée alvéolo-dentaire de Toirac[1] la suppuration conjointe des gencives de Jourdain[2], l'ostéo-périostite alvéolo-dentaire, la gingivite expulsive de Marchal de Calvi[3], toutes affections similaires décrites sous différents noms par des auteurs aussi autorisés, il est souvent utile de suivre les conseils de notre cher maître, le Dr Dalain[4], qui dit : « Si le fer chaud enfoncé entre la racine et la gencive ne suffit pas pour arrêter ou au moins modifier la suppuration, il n'y a pas à hésiter à enlever une portion de la gencive par une incision en forme de V dont le sommet est dirigé vers la racine; en effet le cément, qui par ses caractères chimiques aussi bien que microscopiques, se rapproche beaucoup du tissu osseux, se trouvant détruit, le décollement gingival laissera une gencive affectant la forme dite *baveuse*, et formera un cul-de-sac où la matière muco-purulente s'accumulera sans cesse; en enlevant alors cette portion de gencive, on voit souvent les lèvres se resserrer et la dent, nécessairement, finira par se consolider et durer encore quelques années. En observant cette ligne de conduite, que nous avons été à même de pratiquer bien des fois, nous avons obtenu les meilleurs résultats.

Pour nous, l'effet consécutif de cette cautérisation est de donner de la vitalité à la partie sur laquelle elle est appliquée, par l'irritation nerveuse qui résulte du cautère et de l'afflux sanguin qu'il détermine ; de là, cet aphorisme des anciens :

1. Toirac. *De l'écoulement du pus entre l'alvéole et la racine de la dent ou pyorrhée inter-alvéo-dentaire.*
2. Jourdain. *Maladies de la bouche*; 1878, t. II.
3. Marchal de Calvi. *Comptes rendus de l'Académie des sciences*; 1861.
4. Dr Dalain. *Thèse inaugurale*; 1862, p. 36.
Dictionnaire de Médecine par le Dr Braude; t. I, p. 100. 1860.

Ignis firmat partes. Mais comme cette manifestation n'est que le reflet d'une influence morbide soumise à une cause générale de l'économie, nous n'avons pas la prétention, par ce seul moyen, de guérir radicalement cet état pathologique des gencives, si on n'intervient pas par un traitement général approprié. C'est pourquoi dans ces sortes d'affections le chirurgien-dentiste se heurte souvent à l'inconnu des causes premières.

Toutes les fois, en un mot, que l'action d'un révulsif puissant et pouvant s'adresser à l'action du feu est reconnu utile, il n'est pas d'instrument plus précieux et moins douloureux.

Dans ces derniers temps, on a fortement préconisé pour ces différentes affections l'emploi des caustiques acides, qui tous, à notre avis, ont un grave inconvénient, celui de fuser au loin et de produire une eschare beaucoup trop étendue.

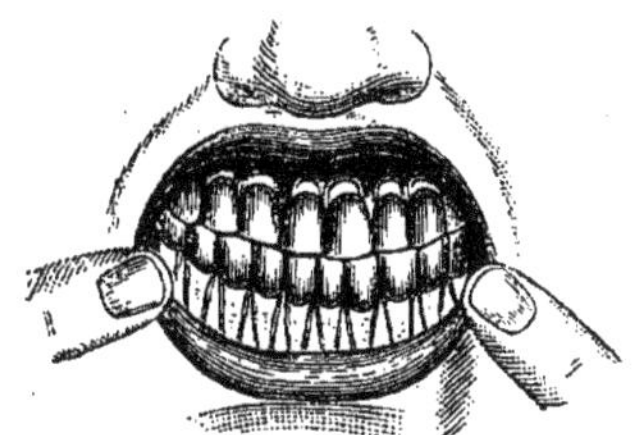

Fig. 27.
Dents déchaussées par l'usage de l'acide chromique.

Nous voulons parler tout particulièrement de l'acide chromique dont le Dr Magitot [1] fait presque la panacée universelle pour les nombreuses espèces de gingivites qu'il a décrites et qui selon nous ne réussit pas toujours, même entre les mains d'habiles praticiens; nous nous souvenons d'un interne des hôpitaux qui, traité de cette façon, vit toutes ses dents de la mâchoire inférieure complètement déchaussées; elles devinrent si sensibles et tellement agacées que la mastication était devenue très pénible (voir fig. 27).

Mais si l'acide chromique n'est pas sans inconvénient, en

[1] Extrait du *Bulletin général de thérapeutique*. 1869, mars et avril.

étendant souvent au loin l'effet d'une cautérisation dont le but devait être entièrement local, il faut cependant lui reconnaître l'avantage de ne pas attaquer la substance dentaire dans la composition de ses tissus, et d'éviter tout danger pour le patient qui avalerait, avec sa salive, une certaine quantité de cet acide, puisque ce dernier, au contact de celle-ci, se convertit en chromates alcalins complètement inoffensifs.

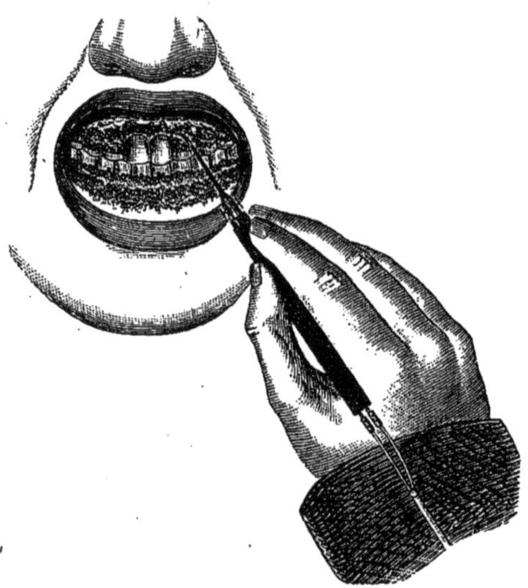

Fig. 28.
Gencives tuméfiées, réprimées par le galvano-cautère.

Il n'en est pas de même quand, pour traiter certaines espèces de gingivite, l'on a recours, comme on le fait trop souvent, à l'action des acides chlorhydrique, azotique, sulfurique, l'alun même, car les belles et persévérantes expériences de Wistcott, en 1843, répétées dans ces dernières années par Magitot, montrent combien ces acides minéraux ont une action désastreuse sur l'os et l'émail de la dent.

Aujourd'hui, ces opérations deviennent des plus faciles avec le *Polyscope* qui surpasse, pour la chirurgie dentaire surtout, les avantages que pouvait nous offrir le thermo-cautère du Dr Paquelin, instrument d'ailleurs d'une merveilleuse invention et des plus ingénieux, et qui dans certaines opérations réclamant une grande puissance calorifique nous rend encore de grands services, mais qui effraye beaucoup plus le patient, puisque l'on est obligé d'avoir recours à la flamme de la lampe à alcool, et a, en outre, un rayonnement calorifique beaucoup plus intense que le cautère électrique pour les petites opérations que nous pratiquons journellement (voir fig. 29).

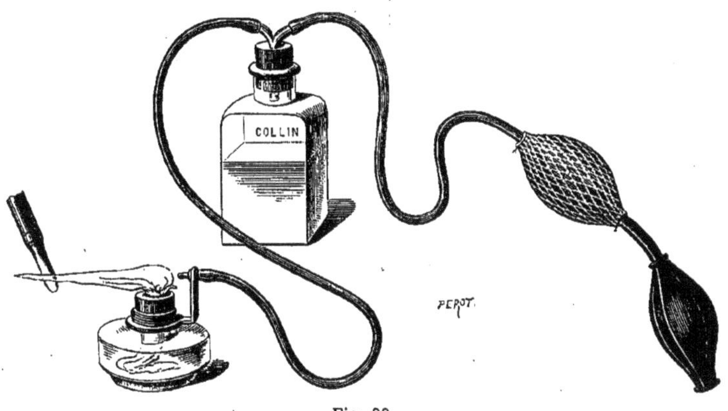

Fig. 29.

Montrant la nécessité d'une flamme à alcool pour amorcer l'extrémité du thermo-cautère, opération toujours plus effrayante pour le patient; tandis qu'avec le galvano-cautère tous ces préparatifs sont supprimés.

M. Marcel Deprez dit, au sujet du rayonnement, en parlant du thermo-cautère :

« Le foyer en platine de M. Paquelin développe, à volume égal, une quantité de chaleur près de cinquante fois aussi considérable que le foyer d'une locomotive.

« La surface rayonnante du foyer est de 486 millimètres carrés, mais la plus grande partie de cette surface est portée au rouge cerise, tandis que les points du réseau du platine, situés à la sortie du gaz, sont d'un blanc éblouissant. En admettant qu'ils rayonnent à eux seuls la moitié de la chaleur dégagée, soit 200 calories par heure, on trouve que ce rayonnement atteint une valeur de 280 calories par centimètre carré et par heure. Or le rayonnement de la surface solaire est de 500 calories environ par centimètre carré et par heure, le foyer en platine est donc doué d'un pouvoir rayonnant que l'on peut évaluer au moins à la vingtième partie de celui de la surface solaire[1]. »

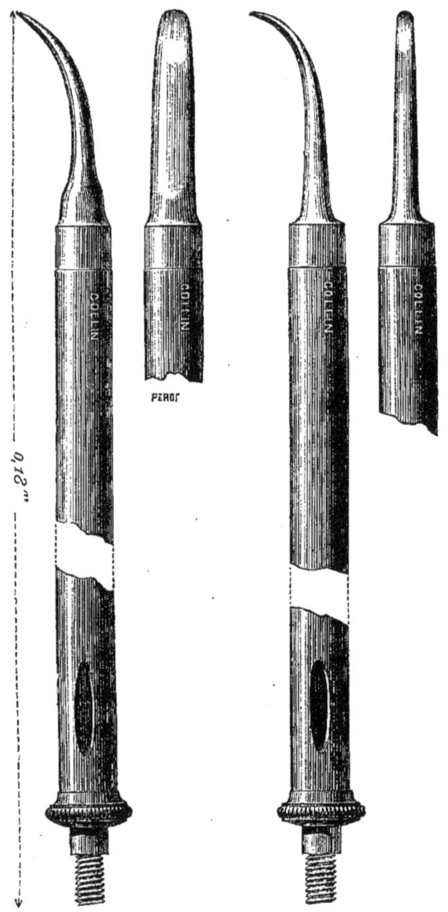

Fig. 30.

Diverses extrémités, grandeur naturelle, du thermo-cautère, montrant combien l'application en est difficile dans la chirurgie dentaire, qui réclame des cautères d'une si grande finesse.

1. *Bulletin de la Société française de Physique*, avril 1878.

Outre cet inconvénient, le thermo-cautère a pour notre pratique le défaut de ne pas permettre la fabrication d'instruments aussi fins que ceux fabriqués pour la galvanocaustie, lesquels peuvent s'adapter aux parties les plus délicates; parmi ces cautères il y en a qui sont de petits chefs-d'œuvre de finesse, permettant de pénétrer jusqu'au fond des canaux radiculaires, ce qui donne la facilité de cautériser d'un seul coup toute la masse pulpaire ainsi que ses ramifications (fig. 30). Pour ces différentes raisons, nous sommes bien loin de l'époque où nous étions obligés de faire rougir un fer au moyen du chalumeau et d'une lampe à alcool, opération toujours effrayante pour le patient, offrant de plus le grand inconvénient d'avoir un cautère déjà refroidi au moment de son application, donnant par là même une cautérisation moins complète, forçant d'y revenir à plusieurs fois : d'où une plus grande douleur. En effet, ne savons-nous pas qu'une brûlure au 1er degré et même au 2e est infiniment plus douloureuse que celle au 3e degré, qui carbonise instantanément les tissus et par cela même en détruit les papilles nerveuses qui sont la cause de la douleur très violente que l'on ressent dans une brûlure aux deux premiers degrés.

Bœckel[1] nous enseigne que le galvano-cautère produit une eschare qui revêt la plaie et les extrémités nerveuses d'une couche protectrice non absorbante, qui empêche presque complètement la douleur et donne lieu à une réaction fibrile nulle ou très minime. M. Sédillot a été le premier à insister sur ces avantages. L'épaisseur de l'eschare dépend de la rapidité avec laquelle la section a été effectuée et, par conséquent, de la chaleur du fil et du degré de pression qu'on lui communique. Ces eschares subissent un sort variable, selon la partie du corps qu'elles occupent et le traitement auquel on les soumet. Placées à la surface du corps et exposées à l'air, elles se dessèchent et se racornissent jusqu'à ce que la suppuration les élimine. Par contre, celles qui siègent dans les cavités muqueuses, comme la bouche, etc., et qui y sont

1. Bœckel. *De la galvanocaustie thermique*, 1873.

soumises à une chaleur humide continue, se dissocient en quelques jours et tombent en putrilage.

C'est du reste un fait connu en chirurgie, que le mélange de salive et de pus est tout particulièrement fétide. Dans ces régions il ne faut donc pas exagérer l'épaisseur de l'eschare.

Ainsi, étant donnée une opération réclamant l'action du feu, vous prenez un des petits cautères, choisi suivant la cautérisation que vous désirez faire, puis quand vous êtes bien fixé sur le point précis, vous mettez le doigt sur le bouton ou communicateur et immédiatement le cautère est rouge-blanc, se maintenant à une haute température tout en détruisant les tissus, puisque la source du calorique persiste toujours; voulez-vous au contraire faire seulement une cautérisation légère qui soit plutôt révulsive que détruisante, rien n'est plus facile, il suffit d'augmenter la longueur de la tige du rhéostat et vous obtenez ainsi le degré de chaleur que vous cherchez.

Les applications des galvano-cautères en bien d'autres cas sont très multiples et pour en donner une idée, il suffira de continuer à décrire ici les cas où ils sont les plus usités.

§ 2.

Pulpite. — Une des affections les plus fréquentes de l'organe dentaire, c'est sans contredit la pulpite, c'est-à-dire l'ensemble d'un processus inflammatoire qui a pour siège anatomique les parties molles contenues dans le canal dentaire, quel qu'en ait été le mode de formation, soit la conséquence naturelle d'une carie pénétrante ou le résultat d'une opération chirurgicale.

On est souvent obligé de détruire complètement et avec une grande rapidité, tout en provoquant le moins de douleur possible, cet organe (la pulpe), dont l'état pathologique que nous venons de signaler cause de si cruelles souffrances et qui, d'autres fois, peut par suite de sa suppuration amener des accidents redoutables.

L'exemple suivant est une preuve de ce que nous avançons.

Madame B..., souffrant depuis plusieurs semaines de névralgies dans l'oreille, et n'ayant, soi-disant, pas le temps de venir faire soigner ses dents, se décida, après de plus fortes douleurs, à venir nous consulter.

Nous trouvâmes la première grosse molaire inférieure gauche fortement cariée, toute la couronne était évidée, les parois restant intactes ; après avoir bien nettoyé l'intérieur de la carie, en allant aussi délicatement que possible, afin de respecter la pulpe, nous constatâmes qu'une très légère couche de dentine ramollie recouvrait la pulpe qui était d'une excessive sensibilité. Après avoir essayé le coiffage de la pulpe, nous fûmes obligés, séance tenante, d'y renoncer, et nous nous décidâmes à mettre la pulpe complètement à découvert. Avec la pointe d'un excavateur, la légère pellicule de dentine fut enlevée, et nous vîmes une pulpe rouge, fortement congestionnée; il s'ensuivit une petite hémorrhagie. Nous cautérisâmes le tissu pulpaire au moyen du cautère (fig. 16) qui put, grâce à sa ténuité, descendre jusqu'au fond des canaux radiculaires; nous mîmes ainsi fin, d'une façon subite et certaine, à une pulpite aiguë causant de violentes douleurs.

§ 3.

Pulpe dentaire mise à découvert. — Un jour nous avions à traiter une femme d'une constitution des plus nerveuses, souffrant atrocement d'une odontalgie, par suite d'une pulpe de la dent de sagesse du maxillaire inférieur, mise complètement à nu par une carie pénétrante ; nous prîmes un cautère (fig. 16), et sans qu'elle s'en aperçût nous cautérisâmes la pulpe totalement; elle fut complètement soulagée. Sans aucun doute ce caractère si inquiet ne se serait pas laissé faire devant les préparatifs d'un fer que l'on aurait fait rougir avec les anciens procédés.

Plusieurs fois depuis, nous avons eu recours à ce mode opératoire et toujours avec succès ; de plus le cautère rougi à blanc devient lui-même un réflecteur qui éclaire parfaitement le fond d'une cavité, et permet ainsi de toucher sûrement l'endroit douloureux.

Mais, direz-vous, pourquoi ne pas vous servir des préparations arsénicales qui détruisent si bien les nerfs dentaires? Sans vouloir ici condamner l'emploi de l'acide arsénieux qui, croyons-nous, reste et restera longtemps encore, un des meilleurs et des plus précieux agents toutes les fois qu'il sera judicieusement employé, ou un agent des plus pernicieux entre des mains inhabiles et inexpérimentées; nous répondrons que ces préparations, qui rendent tous les jours de si grands services, sont souvent d'une application douloureuse, au moins pendant les premiers moments.

Il n'y a pas encore longtemps, nous avions fait une application d'arsenic sur une pulpe que nous voulions détruire; quoique nous ayons l'habitude, ordinairement, d'employer le mélange d'acide arsénieux et de chlorhydrate de morphine avec l'acide carbolique, nous avions pris ce jour-là la préparation américaine *Horne's celebrated nervine*, réputée pour détruire les pulpes *sans douleur*. Le patient souffrit pendant plus de douze heures.

On a mis également sur le compte des préparations arsenicales, à tort ou à raison, la formation de certaines périostites, principalement dans les dents de la mâchoire inférieure.

En effet, après ces pansements, même faits avec le plus grand soin, on voit souvent se manifester une légère inflammation périostale que l'on reconnaît aisément, soit à la sensation du chaud ou du froid, ou bien encore à la percussion de la dent. Beaucoup de praticiens étaient convaincus que l'acide arsénieux fusait alors au delà du foramen de la dent, d'où ils concluaient à une irritation directe du périoste dentaire; mais comme les mêmes phénomènes se présentent tout aussi bien à la mâchoire supérieure, cette explication tombe d'elle-même.

Comment donc agit l'acide arsénieux? Nous ne saurions mieux expliquer cette période inflammatoire, qui a été si souvent discutée, qu'en nous appuyant de l'autorité du savant professeur Gubler[1], qui s'exprime ainsi : « L'acide arsénieux appliqué sur les tissus produit des effets locaux dont le dernier terme est l'escharification suivie d'une inflammation éliminatoire, le premier degré se caractérisant par l'irritation, la douleur, la chaleur et fluxion sanguine. »

Étant admis cette théorie, l'arsenic appliqué directement sur la pulpe aura d'une part pour premier effet de congestionner les vaisseaux, puis d'arrêter la circulation. Or, nous savons que les vaisseaux de la pulpe ne sont que la continuation des vaisseaux du périoste au moment où ils pénètrent dans le canal dentaire. La circulation cessant donc brusquement dans ces vaisseaux pulpaires, une circulation collatérale plus active s'établit, d'où la congestion inévitable du périoste, congestion qui sera d'autant plus vive que plus grande aura été la dose d'acide arsénieux; de là le grand inconvénient de ces pansements répétés à plusieurs reprises. En d'autres circonstances ces applications sont assez difficiles, surtout quand la carie siège au collet de la dent; aussi n'est-il pas rare de voir le médicament fuser sous la gencive et aller nécroser une partie de l'alvéole, dont les désastres n'apparaissent quelquefois que longtemps après l'opération. Ainsi Tomes[2], dans son Traité de chirurgie dentaire, cite un cas rapporté par le Dr Kingsbury dans lequel l'acide arsénieux, employé pour émousser la sensibilité de la dentine, finit par amener la mort de la pulpe de sept dents chez la même personne.

Le cautère électrique nous donne la facilité d'éviter ces accidents tout en nous permettant souvent de terminer en une ou deux séances, ce qui est un grand avantage pour le patient souvent pressé, toujours ennuyé de revenir se faire panser une dent pour laquelle il perd, dit-il, un temps utile, et est peut-être encore d'un plus grand intérêt pour le dentiste occupé qui gagne lui aussi un temps non moins précieux que celui de son client. Nous dirons même qu'en supprimant ces pansements si répetés, il évite souvent à ses patients des inflammations consécutives; nous avons remarqué, en

1. *Commentaires thérapeutiques.*

2. Tomes, trad. du Dr Darin. *Traité de chirurgie dentaire*, p. 288; 1873.

effet, d'après notre pratique, que les dents que l'on pouvait traiter de cette façon, à moins de contre-indications bien entendu, guérissaient plus facilement; au résumé, ce n'est qu'un moyen le plus souvent très applicable que nous recommandons et non une méthode nouvelle pour la destruction de la pulpe que nous proposons.

Disons encore que, pour la pose des dents à pivot, il est souvent nécessaire de détruire la pulpe. Ici nous sommes dans les meilleures conditions pour nous servir du galvanocautère (fig. 16) avec tous ses avantages. En effet, tout en détruisant vite et sans douleur cet organe si susceptible, nous évitons en même temps la petite hémorrhagie qui se produit à la suite de son extraction par l'extracteur dentelé, opération d'ailleurs des plus douloureuses. Enfin, il n'est pas inutile de faire remarquer que, souvent après la simple extraction de la pulpe, les parois du canal de la dent offrent encore une grande sensibilité quand le forêt, qui doit élargir ses parois, vient à les toucher; ce qui n'a jamais lieu après la cautérisation.

§ 4.

Dentine sensible. — Dans les caries superficielles, principalement dans les caries blanches, il arrive fréquemment que la dentine est très sensible à la rugine chargée d'enlever la partie ramollie, il importe cependant d'enlever cette portion de dentine ramollie et de tailler la cavité d'une façon convenable pour recevoir une bonne aurification.

Dans d'autres cas, dans une cavité déjà profonde, bien que la pulpe ne soit pas à découvert, il faut au contraire respecter la dentine ramollie qui deviendra la meilleure couche protectrice de la pulpe et par là assurera la bonne conservation de la dent, puisqu'on aura ainsi respecté toute sa vitalité. Or, les applications d'acide carbolique, d'acide tannique ou autres fusent à travers les canalicules et la substance intracaniculaire de l'ivoire, en vertu de la loi d'endosmose, et viennent ainsi irriter la pulpe, cet organe si délicat : elles pourraient même, par la suite, après une insensibilité trompeuse, provoquer la mort de cet organe. Nous avons pris l'habitude de passer le cautère (fig. 15) légèrement rougi sur de pareilles surfaces, de cette façon l'ouverture des canalicules se trouve grillée à la manière d'une plume d'oie que l'on tiendrait au-dessus d'une flamme, les bords grillés se replient sur eux-mêmes, recouvrant les fibres dentinaires et permettent alors d'appliquer une solide aurification qui termine ainsi une excellente opération. Cette cautérisation de la surface dentinaire détermine, selon nous, une légère excitation du côté de la pulpe, et lui permet, par conséquent, suivant un léger processus inflammatoire, de faciliter le phénomène de la condensation qui n'est alors qu'une véritable éburnification.

D'ailleurs, il faut bien reconnaître que nos anciens, tels que Fauchard[1], Jourdan[2], Désirabode[3], etc., avaient souvent raison, quand ils cautérisaient au fer rouge le fond des caries ; les résultats, qu'il nous est tous les jours facile de contrôler sur nos vieux clients, ne sont-ils pas la meilleure preuve de ce que nous n'hésitons pas à rapporter ici ; rarement voyons-nous ces caries continuer leur effet destructeur. N'est-ce pas un peu le même phénomène qui se passe sur les caries sèches à fond noir qui, quoique non aurifiées, résistent cependant à tous les agents destructeurs et présentent une surface des plus dures, qui peut être comparée à une véritable éburnification. Enfin, au cas où la dent est à peine touchée par une carie avoisinante ou commence réellement à se perdre, un coup de lime qui amputera, pour ainsi dire, la partie nécrosée et que l'on fera suivre d'une application du galvanocautère, conservera souvent la dent intacte sans qu'il soit nécessaire de pratiquer aucune obturation.

1. Fauchard, t. II, page 81.
2. Jourdan, t. II, page 323.
3. Désirabode, t. II.

§ 5.

Un autre cas, moins fréquent il est vrai, peut se présenter : c'est celui dans lequel la dent est douloureuse à la simple aspiration de l'air froid ou au contact d'un liquide froid ou chaud, sans que cependant l'inspection laisse apercevoir la moindre solution de continuité de l'émail ou de l'ivoire. Le Dr Moreau[1] a publié sur cette lésion un mémoire intitulé : *De l'hyperesthésie de la pulpe dentaire*, et nous-même en avons rencontré quelques cas.

Observation d'une dent sensible, sans carie, trépanation, cautérisation de la pulpe, guérison.

M. L., âgé environ de 45 ans, d'une bonne constitution, ayant cependant quelques dents cariées, vient réclamer une première fois nos soins pour une seconde grosse molaire au côté droit du maxillaire supérieur. Les douleurs qu'il ressent par l'action du chaud et du froid, soit en respirant, soit aux repas, sont très vives et sourdes. A l'inspection n'ayant pas trouvé la dent cariée, mais une des racines un peu déchaussée, nous ordonnons de badigeonner, soir et matin, la gencive correspondante à la racine malade, avec un pinceau légèrement imbibé du mélange suivant :

Teinture d'iode................	} ââ 5 grammes.
Teinture d'aconit..............	}
Chloroforme...	1 —

Quelques mois après, M. L. revint nous voir, résolu de faire extraire sa dent plutôt que de supporter plus longtemps les douleurs qu'il ressent.

Nous inspectons de nouveau les arcades dentaires, nous aidant du miroir électrique. La dent n'offre aucune marque de congestion, mais elle présente une de ses racines un peu plus déchaussée que lors de sa première visite. Après avoir projeté sur cette dent un jet d'eau froide, il se développe aussitôt une douleur si vive, qu'il ne reste plus de doute sur le siège du mal. Nous proposons d'insensibiliser la dent, en cautérisant la pulpe au moyen d'une ouverture pratiquée artificiellement. Nous aidant du tour de Morrison, nous trépanons la dent sur la partie médiane de sa surface triturante, et nous tombons quelques secondes après dans la cavité pul-

1. Dr Moreau, *De l'hyperesthésie de la pulpe dentaire*, extrait de la *Gazette des hôpitaux*. Juillet 1866.

paire où nous trouvons la pulpe très sensible; aussitôt nous servant du cautère galvanique (fig. 16) nous détruisons la pulpe et principalement toute la branche qui s'enfonce dans la racine palatine, puis nous pansons la dent avec une mèche imbibée de carvacrol que nous recouvrons de pâte de Hill.

Après deux ou trois pansements, nous étant assurés que les racines n'offraient plus aucune sensibilité, et le malade n'éprouvant plus aucune douleur à la sensation du chaud et froid, nous aurifions les canaux radiculaires ainsi que notre trou d'entrée. Depuis, la dent n'a jamais fait souffrir et le malade nous est reconnaissant de lui avoir sauvé un organe aussi précieux pour la mastication.

§ 6.

Névralgies faciales. — On rencontre parfois certaines névralgies de la face qui sont complètement rebelles à toute espèce de traitement. Un moyen assez singulier, nous dirons même un peu empirique, car nous n'en comprenons pas trop l'application au point de vue de la disposition anatomique, a été préconisé. Suivant nous, ce procédé doit agir par une action réflexe, en raison de la sympathie qui existe entre les branches de la cinquième paire ; mais comme nous l'avons vu pratiquer une ou deux fois avec succès, nous nous décidons à en citer un rapport fait par l'auteur.

Les douleurs de dents qui accompagnent ces névralgies, dit M. Texier [1], simulent parfois si bien celles de la carie, qu'on a souvent recours, pour les calmer, à l'extraction d'une ou de plusieurs dents, pratique qui n'est le plus souvent suivie d'aucun soulagement.

Ces névralgies, si fréquentes surtout chez les femmes chlorotiques, et pendant la grossesse, sont quelquefois rebelles à l'emploi de toutes les ressources de la thérapeutique.

M. Texier cite trois observations dans lesquelles la guérison de la névralgie faciale a été obtenue par la cautérisation de l'hélix.

Une jeune femme était prise depuis six semaines de dou-

1. Note publiée dans le *Moniteur des hôpitaux.*

leurs intolérables dans le côté droit de la tête et dans la mâchoire inférieure. La malade n'avait aucun repos, et elle éprouvait par instants des exaspérations excessivement pénibles. M. Texier pratiqua, avec un cautère rougi à blanc, la cautérisation de l'hélix au moment où la douleur était à son summum d'intensité. La malade poussa un cri et se mit à pleurer. Puis, elle secoua la tête comme pour voir si elle ne sortait pas d'un rêve, et enfin elle déclara qu'elle ne souffrait plus. La guérison ne s'est pas démentie. Une autre jeune femme était atteinte, depuis deux mois, d'une névralgie trifaciale du côté gauche, et avait inutilement employé beaucoup de moyens de guérison. La douleur de la mâchoire était tellement vive que la mastication était impossible, et que cette femme ne se nourrissait plus que de potages et de lait. La cautérisation de l'hélix eut un succès aussi rapide et aussi complet que dans le cas précédent.

La troisième observation est absolument semblable aux deux premières.

En admettant les bons effets de ce traitement, ne serait-il pas encore bien préférable de se servir du galvano-cautère (fig. 17), le même qui nous sert à pratiquer l'ignipuncture sur les gencives présentant un commencement de périostite, nous éviterions ainsi les inconvénients de l'ancien cautère, en supprimant les préparatifs toujours effrayants pour le patient déjà énervé par la douleur.

§ 7.

Fractures des dents. — Fauchard, en 1746, faisait remarquer que les dents sont, comme les os, sujettes à se fracturer en travers ou longitudinalement, obliquement ou dans leur longueur. Plus tard, Jourdan, en 1778, Laforgue en 1810, et enfin Duval, en parlant de leur traitement, rappellent que souvent le chirurgien doit avoir recours à la cautérisation.

Il est important d'établir que les fractures sont pénétrantes ou non pénétrantes, suivant qu'elles intéressent la cavité pulpaire ou la respectent. Quand la fracture pénétrante est produite pendant la mastication ou pendant une convulsion, la pulpe est le plus souvent intacte au moment où elle est mise à nu, et le contact de l'air, de la salive et des aliments provoque des douleurs intolérables.

Quand la fracture est due à une violence extérieure, il peut arriver que la pulpe soit en même temps rompue et entraînée par le fragment devenu libre ; toute douleur spontanée cesse rapidement, ou bien il arrive que la pulpe est seulement découverte sans avoir été altérée ; exposée alors au contact de l'air extérieur, quelquefois même flottante dans la bouche, elle cause une douleur insupportable.

Enfin la pulpe, désorganisée ou non, reste adhérente, et la dent n'est le siège d'aucune douleur spontanée ; la saillie qu'elle fait au-dessus de la surface fracturée est plus ou moins considérable, elle se présente sous la forme d'une masse rouge fongueuse qui, dès le second jour, s'étale comme un champignon et dépasse de beaucoup la cavité pulpaire, en revêtant la coloration noire de la gangrène ; sensible au moindre contact, elle n'est le siège d'aucune douleur spontanée. Si l'art n'intervient pas pour détruire cette masse, elle peut durer ainsi une huitaine de jours, puis se détacher comme une eschare, et laisser à nu une portion de la pulpe qui deviendra le siège de phénomènes de suppuration.

Comme on le voit, dans l'un ou l'autre de ces cas, il faut intervenir chirurgicalement, et le meilleur moyen, à notre avis, est de suivre les conseils que nous avons cités plus haut, ainsi que ceux du Dr Maurel[1], qui s'est spécialement occupé des fractures des dents dans une monographie dont nous nous sommes éclairé.

La cautérisation actuelle la plus ordinairement employée se fait à l'aide d'un petit cautère d'acier que l'on porte au rouge sombre, et que l'on promène sur la totalité de la surface fracturée ; on doit se munir de plusieurs cautères ayant des courbures différentes, mais toujours aussi courtes que pos-

1. Dr Maurel. *Des fractures des dents*. 1875. Pages 15, 40, 41.

sible. La partie la plus volumineuse du cautère fournit un calorique rayonnant dont l'action sur les parties environnantes est quelquefois plus douloureuse que la cautérisation de la dent. Ces instruments sont incommodes et il suffit, pour apprécier cet inconvénient, d'avoir eu à surmonter les difficultés que crée un malade qui appréhende le contact du fer rouge sur une dent déjà douloureuse, n'ouvre la bouche qu'à moitié, agite la langue, porte ses mains sur les vôtres, fléchit ou étend la tête outre mesure, et quelquefois même, après plusieurs tentatives, finit par repousser l'opération.

Avec les cautères électriques, nous évitons tous ces inconvénients, et chaque fois que nous avons eu l'occasion de recourir à eux dans de semblables circonstances, nous n'avons eu qu'à nous en louer : l'action en est sûre et réglée ; ils sont faciles à manœuvrer, permettent d'attendre le moment convenable du malade qu'ils épouvantent beaucoup moins ; leur refroidissement n'étant pas à craindre, le chirurgien put lui-même prendre son temps ; enfin leur masse étant plus petite, on n'a pas à redouter les effets douloureux du calorique rayonnant.

Nous pourrions citer de nombreuses observations, mais nous pensons qu'une seule suffira, car leur similitude pourrait fatiguer le lecteur.

Observation d'une fracture de la grande incisive supérieure droite, compliquée de fistule, cautérisation, aurification et guérison.

Au mois de mai 1878, M. E. nous amena son fils âgé de 16 ans ; ce jeune homme, qui a des dents fortes et saines, s'était malheureusement fracturé, à la suite d'un coup violent, le tiers inférieur de la grande incisive supérieure droite du maxillaire supérieur, qui présentait une cassure en forme de sifflet.

La dent offrait tous les symptômes de la périostite ; rougeur à la gencive au point correspondant à l'extrémité de la racine, où nous découvrons l'ouverture d'une petite fistule. La dent était peu sensible au toucher ; vue au miroir électrique, elle présentait une coloration grise dans son ensemble et une tache plus foncée au centre. Concluant à la mortification de la pulpe, nous perforâmes la mince couche de dentine restante, et suivant notre attente, une fois arrivé dans la chambre pulpaire, nous trouvâmes la pulpe rouge foncé avec les signes d'un commencement de gangrène ; comme il restait encore un peu de sensibilité, nous enfonçâmes le cautère galvanique qui, très effilé (fig. 16), détruisit la pulpe dans toute son étendue. Nous injectâmes ensuite au moyen d'une petite seringue, dont l'extrémité était garnie de gutta afin de bien boucher la cavité de la dent et de forcer le liquide à pénétrer jusqu'au sommet de la racine et passer ensuite par la fistule, une solution de phénol sodique ; l'injection, après être sortie par la gencive et avoir ainsi complètement débarrassé le canal de toutes matières étrangères, nous bouchâmes le canal avec une petite mèche trempée dans le phénol et nous fîmes une obturation provisoire à la pâte de Hill. Huit jours après, nous trouvâmes la dent raffermie, la gencive complètement guérie, nous fîmes alors une bonne aurification de tout le canal. Depuis, la dent s'est parfaitement bien conservée.

§ 8.

Usure des dents. — N'avons-nous pas tous rencontré des dents fortement entamées par l'érosion ou l'abraision résultant soit d'un mouvement défectueux des mâchoires pendant la mastication, soit du déchaussement, si fréquent chez les vieillards. Ces dents, devenues d'une grande sensibilité au contact des aliments acides ou sucrés, obligent les patients de recourir à nos soins pour se débarrasser d'un état douloureux.

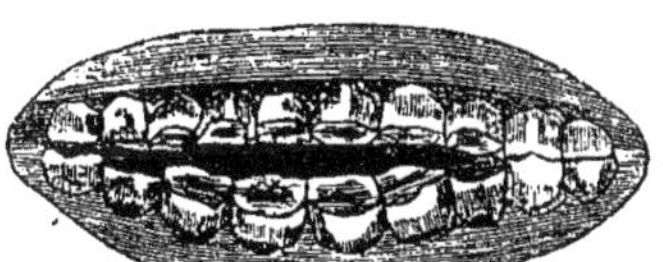

Fig. 31.
Abraision chimique des dents.

Le haut degré de sensibilité que l'on observe dans la dentine, située immédiatement au-dessous de l'émail, c'est-à-dire au point où aboutissent les dernières ramifications des tubes dentinaires, et par conséquent des fibrilles, peut s'expliquer parfaitement par la supposition que ces dernières sont des organes de sensation et sont soumises aux mêmes lois que les organes de sensibilité, organes dont la plus grande impressionnabilité réside dans leurs branches terminales.

Dans l'état actuel de la science, la question ne saurait être considérée comme capable d'une détermination précise, les fibrilles n'étant pas des nerfs dans le sens ordinaire du mot. Quoi qu'il en soit, il est hors de doute que la sensibilité de l'ivoire est due à la présence, dans les canalicules, d'un tissu mou organisé [1].

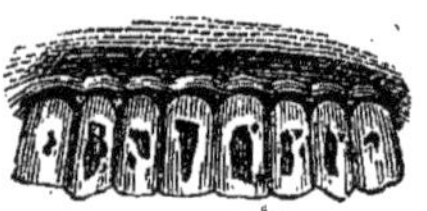

Fig. 32.
Montrant la dénudation des dents, qui consiste en une destruction progressive de l'émail sur la face labiale de ces organes.

Ici encore nous avons l'habitude de cautériser ces surfaces de dentine assez fortement, et par là nous remédions sûrement à une lésion devenue insupportable, quitte à recommencer plus tard, si la cause persistant amène une nouvelle sensibilité, ce qui malheureusement a souvent lieu après un laps de temps assez long; la même cause continuant son effet destructeur.

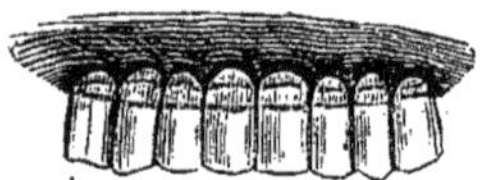

Fig. 33.
La même, en forme de gouttière.

Jourdan ne nous dit-il pas que les dents des vieillards s'usent quelquefois au point qu'il ne reste plus qu'une couche d'ivoire très mince, et que, dans ce cas, il convient de trépaner cette faible couche pour arriver dans la cavité centrale, et qu'au lieu de panser la dent avec des essences, on doit porter le cautère actuel qui a plus d'avantage, parce qu'il est, en effet, plus prompt et plus certain. En cela, nous suivons toujours la même règle de conduite, et toujours avec pleine satisfaction; mais nous différons de l'avis de Jourdan, quand

1. Tomes John. *Traité de chirurgie dentaire.* Trad. Darin, 1873, p. 214.

il conseille de ne porter le cautère que quelques jours après la trépanation, quand l'inflammation est passée. Nous ne voyons aucun intérêt à attendre, et nous cautérisons immédiatement après que l'ouverture de la cavité est faite, en détruisant ainsi d'une façon complète la pulpe dentaire ; on évite les douleurs qui peuvent suivre la trépanation ; et pratiquant la méthode inverse de Jourdan, nous pansons avec le phénol pendant quelques jours, avant d'obturer d'une façon définitive.

§ 9.

Tumeurs des gencives. — Ces tumeurs, connues généralement sous le nom d'épulies et qui, suivant Marjolin et A. Bérard [1], se divisent en trois espèces, sont, les unes molles, fongueuses et indolentes, d'un rouge obscur, se déchirant et *saignant avec facilité*, ordinairement occasionnées par la carie ou la nécrose d'une dent ou d'une partie du bord alvéolaire.

Les autres sont d'un tissu plus ferme, plus élastique, s'affaissant quand on les comprime et revenant promptement sur elles-mêmes quand on cesse de les comprimer ; on y sent des pulsations artérielles. Ces tumeurs paraissent offrir une organisation semblable à celles des tumeurs érectiles ; si on se contente de les inciser, elles fournissent un sang rouge vermeil artériel.

Enfin, il y a des épulies dures, bosselées, pâles ou d'un rouge violet, indolentes ou provoquant des douleurs sourdes ou des élancements, et qui, suivant Samuel Cooper [2], ont presque toutes leur point de départ dans le tissu périostique qui tapisse l'alvéole.

1. *Gencives* (maladie des). *Dictionnaire de Médecine.*
2. *Traité élémentaire de pathologie chirurgicale*, par Samuel Cooper. Traduit par Delamarre, page 522.

Observation d'un sarcome fibro-vasculaire enlevé par la ligature et la cautérisation.

Une dame d'une quarantaine d'années nous fut adressée par le Dr D. Cette dame, jouissant d'ordinaire d'une très bonne santé et d'un tempérament plutôt un peu sanguin, s'était fait extraire quatre ans auparavant la première grosse molaire du côté droit de la mâchoire inférieure.

Depuis cette époque, il s'était développé progressivement une petite tumeur, qui, aujourd'hui, est de la grosseur d'une noix, présentant une forme oblongue, adhérente à la gencive par sa portion inférieure au point correspondant des racines de la dent extraite (voir fig. 34) ; les dents voisines sont en parfait état ; cette tumeur a un aspect violacé, paraissant vasculaire et résistante, la partie inférieure adhère par un pédicule qui lui permet de se déplacer. A l'état ordinaire, il n'y a aucune douleur ; mais elle cause une gêne assez grande pendant la mastication et laisse alors échapper du sang quand elle se trouve poussée par les dents supérieures.

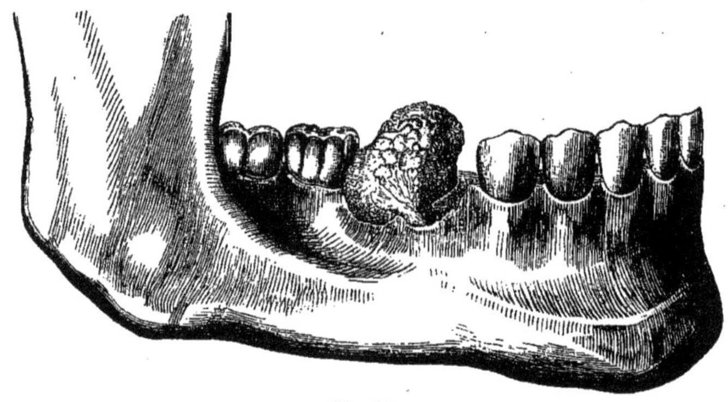

Fig. 34.

Les ganglions sous-maxillaires sont sains, on ne rencontre aucun battement.

Cette dame nous priant avec insistance de la débarrasser de cette incommodité qui d'ailleurs va en augmentant, nous nous décidons à en faire l'ablation. Nous appliquons autour du pédicule une ligature faite avec un léger fil de platine que nous serrons assez fortement ; cette ligature provoque une douleur vive qui disparaît bientôt. Le lendemain nous nous contentons de resserrer encore plus fortement la ligature de la veille, et le surlendemain nous pouvons découper le pédicule de la tumeur. Immédiatement après, il s'écoule un peu de sang noir, et nous appliquons le cautère assez profondément, afin de nous mettre à l'abri de toute récidive.

Depuis nous avons souvent revu cette dame et nous avons été assez heureux pour pouvoir constater une entière guérison et aucune trace de récidive.

Nous avons toujours pour habitude, vu les explications anatomiques que nous venons de citer à propos de ces différentes tumeurs, de pratiquer leur ablation au moyen du galvano-cautère, et nous ne saurions mieux appuyer notre ligne de conduite qu'en nous couvrant de l'autorité du Dr Sauvel[1], qui a spécialement étudié ces sortes d'affections : « Il est prudent, dit-il, de cautériser la surface d'implantation pour supprimer leur reproduction. » Les caustiques appliqués dans la bouche seraient sujets à trop d'inconvénients; c'est donc au fer rouge qu'il faut recourir.

Il y a quelque temps, une de nos clientes habituelles, empêchée de venir à Paris, nous racontait que son enfant, âgé de deux ans et demi, fut pris de petites hémorrhagies : le sang partait d'une petite boule de chair située au fond de la bouche. Cette hémorrhagie s'étant aggravée, elle appela un chirurgien qui reconnut une tumeur artérielle qu'il cautérisa. Il fut obligé de reprendre cinq fois l'opération malgré les cris et les pleurs du petit patient; aussi cette opération, en elle-même très simple, fut-elle terrible devant les apprêts qu'il était nécessaire de faire pour rougir le fer. Aujourd'hui l'enfant a quatre ans et il n'y a plus eu aucun signe d'hémorrhagie.

N'est-ce donc pas là véritablement le cas d'appliquer l'action du galvano-cautère, car avec le cautère actuel on est obligé de cautériser à plusieurs reprises, le fer perdant de sa chaleur à mesure qu'il détruit les tissus; ces opérations, rendues plus longues et se renouvelant plusieurs fois, effrayent beaucoup plus le malade et l'énervent à un point qu'il finit par ne plus pouvoir supporter l'opération. En outre de ces avantages, on dirige bien plus sûrement et aussi profondément qu'on le désire une opération qui n'a chance de réussir qu'autant qu'on attaque ces différentes tumeurs jusque dans leur point de naissance.

1. Dr Sauvel. *Mémoire sur les tumeurs des gencives*, 1858, page 58.

Comme nous venons de le voir, les tumeurs de nature fibreuse ne réclament pas seules l'action du fer pour détruire leur point d'attache, celles de nature vasculaire ou érectile l'exigent, afin d'arrêter en même temps l'hémorrhagie qui souvent peut devenir fort grave, si l'on se contente de les inciser au bistouri ou avec des ciseaux.

Le professeur Laboulbène[1], dans ses savantes recherches sur ces sortes de tumeurs, nous confirme qu'elles peuvent donner lieu à des hémorrhagies mortelles.

Il est préférable, en effet, d'en comprimer auparavant le pédicule, comme le conseille Bœckel, puis d'appliquer une petite anse galvanique au moyen du petit instrument dont nous donnons le tracé (fig. 18), et qui suffit parfaitement pour les petites opérations que nous pouvons être appelés à faire.

Observation publiée par Bœckel. — Tumeur érectile à l'entrée de la narine. — Ablation galvano-caustique. — Guérison.

Le 3 avril 1873 on apporte à la consultation de l'hôpital un enfant de deux mois, qui porte à l'entrée de la narine droite, près de la cloison, un petit angiorne capillaire d'un rouge vif et du volume d'un fort pois. On pédiculise la tumeur, au moyen de deux épingles en croix passées sous sa base, et on l'enlève avec l'anse galvano-caustique. Aucun pansement sur l'eschare, l'enfant est emporté chez lui. On le représente au bout de huit jours, la petite plaie est en bonne voie de cicatrisation, depuis ce moment nous ne l'avons plus revu.

Dans le cours de notre pratique, comme beaucoup d'autres, nous n'en doutons pas, nous avons quelquefois rencontré certaines végétations situées au fond même de la chambre pulpaire, qui résistaient à toutes les différentes préparations caustiques; nous en avons heureusement triomphé en appliquant le galvano-cautère (fig. 15); et, en même temps qu'il nous servait à éclairer le fond de la cavité, nous détruisions du même coup la petite végétation ordinairement douée d'une grande sensibilité, ce qui explique pourquoi, dans certains cas, les dents ne peuvent supporter aucun moyen d'obturation, même temporaire.

1. *Note pour servir à l'étude des tumeurs érectiles.*

Quelquefois le caractère fongueux de la pulpe s'accuse davantage, l'ulcère se recouvre de granulations qui végètent assez abondamment pour arriver à former de véritables tumeurs de la pulpe, ce que Tomes appelle des polypes et qui ne sont, en réalité, que de véritables hypertrophies de l'organe.

Dernièrement encore, nous eûmes à donner nos soins à un jeune Valaque très pusillanime, souffrant beaucoup d'une dent qui avait résisté à tous les pansements qu'on lui avait faits; nous reconnûmes au fond de la cavité une de ces petites végétations que nous venons de signaler; nous lui fîmes subir le traitement indiqué *ut supra*, et au bout de trois pansements provisoires nous pûmes lui obturer cette dent et ses racines; c'était une grosse molaire de la mâchoire inférieure, et depuis cette dent est restée d'une insensibilité complète.

§ 10.

Évolution des dents de sagesse ou troisième grosse molaire. — Les dents de sagesse sont sujettes à de nombreuses anomalies qui peuvent occasionner de grandes douleurs pendant leur période d'évolution.

Il arrive souvent que ces dents ne peuvent pas ou ne peuvent que très difficilement effectuer leur sortie hors de la mâchoire. L'obstacle réside toujours dans la couronne, soit que celle-ci présente un trop gros volume, soit que le maxillaire n'offre pas un développement suffisant; cette dent se trouve alors prise, d'un côté entre la deuxième grosse molaire, qui ne peut céder, puisqu'elle a devant elle toute l'arcade dentaire, et de l'autre côté elle ne peut non plus évoluer, puisqu'elle rencontre la branche montante du maxillaire et, au-dessus d'elle, une gencive souvent très dure et très difficile à percer. Cette dent obéit à une force d'impulsion que le Dr Toirac[1] a ingénieusement comparée à un ressort en forme de spirale

1. Dr Toirac. *Des déviations de la dernière molaire inférieure.* Paris, 1826.

dont le point d'appui, fixé dans la mâchoire, se développerait en portant ses anneaux en haut. C'est ainsi, en effet, qu'agissent les racines qui évoluent toujours de l'intérieur à l'extérieur, poussant forcément la couronne au dehors. On comprend facilement, d'après cette explication, que l'évolution de cette troisième grosse molaire détermine autour d'elle une inflammation très violente, qui partant du tissu gingival se répercute aux différents muscles de la face, principalement au buccinateur, qui prend son point d'attache immédiatement sur la crête du maxillaire, situé derrière cette dent; de là au masséter et, d'une autre part, aux muscles de la base de la langue, d'où l'impossibilité des mouvements de déglutition sans douleur et une mastication rendue parfois impossible par suite de la contraction permanente des mâchoires. Ces désordres s'accompagnent, en outre, de douleurs violentes dans tout le côté de la face, se ramifiant vers l'oreille, et que nous nous expliquons par suite de la disposition anatomique de cette région où les rameaux nerveux du nerf auriculo-temporal s'anastomosent avec le ganglion otique décrit par Arnold, lequel ganglion a également une adhérence avec le nerf maxillaire inférieur, ainsi qu'avec un rameau venant du facial et décrit par Longet[1]. Des symptômes aussi graves n'existent pas toujours; on peut ne rencontrer qu'une simple inflammation des parties avoisinantes; la gencive est alors fortement tuméfiée, par suite d'une meurtrissure continuelle provoquée par la dent supérieure. Dans l'un ou l'autre cas, on n'en est pas moins dans la nécessité d'agir le plus promptement possible, afin de soulager le patient de ses angoisses.

C'est pourquoi nous pratiquons toujours le débridement avec le galvano-cautère (fig. 14 et 15) rougi d'abord à blanc, puis au rouge sombre pour arrêter le sang; ainsi nous détruisons la sensibilité des téguments; nous combattons ensuite avec des émollients les suites de la cautérisation ainsi que l'inflammation secondaire du voisinage; en agissant ainsi, nous

1. Cruveilhier, *Anatomie, névrologie*, page 533.

facilitons souvent du même coup l'évolution de cette dernière dent.

D'autres fois la dent de sagesse occasionne de grands ravages dans son voisinage, en provoquant des abcès auxquels, le plus souvent, succèdent des fistules intarissables, contre lesquelles les traitements les plus divers ont été imaginés, mais toujours sans aucune chance de guérison. En effet, tant que l'on n'aura pas préalablement retiré cet organe devenu un véritable corps étranger, il ne faut pas espérer la guérison : *Sublata causa, tollitur effectus*. L'observation suivante nous montre qu'un habile chirurgien anglais, après avoir usé de tous les moyens mis en son pouvoir, se décida à faire usage de la galvanocaustie, mais toujours en vain ; ce n'est que lorsqu'il eut recours à l'extraction de la dent de sagesse, qu'il vit ses efforts couronnés de succès, et les conduits fistuleux, bien cautérisés dans toute leur étendue, se fermèrent alors comme par enchantement.

Observation publiée par le Dr Marshall[1], dans un Mémoire à la Société royale de médecine et de chirurgie.

Au commencement de septembre 1850, Richard W..., âgé de vingt-cinq ans, d'une constitution délicate et strumeuse, entre à l'hôpital. Il présente à la joue droite un trajet fistuleux, survenu à la suite d'abcès multiples. Ce malade, après avoir été inutilement traité en ville pendant deux mois et dans mon service pendant deux autres mois, me paraissait dans un état désespéré. J'avais bien songé au cautère actuel, mais l'opération me paraissait inexécutable. Alors il se présenta à mon esprit qu'un fil de platine qu'on passerait aisément à travers le sinus le plus étroit et le plus tortueux, pourrait, en étant placé dans le circuit d'une puissante batterie électrique, être chauffé dans toute sa longueur, de manière à cautériser efficacement toute l'étendue de la surface interne de la fistule. Aucune objection rationnelle ne s'étant présentée, je commençai par des essais sur les tissus d'animaux morts et sur d'autres vivants. La possibilité d'employer le galvanisme pour cautériser étant démontrée, j'ai procédé à en faire l'application chez notre malade le 5 novembre, en présence du professeur Sharpey et du Dr Dichtfield. Un fil de platine de 1/50 de pouce de diamètre fut introduit dans le trajet fistuleux ; l'extrémité externe fut repliée et mise en con-

1. *Medico chirurgical transactions*. Lond., 1851. T. XVI, page 221. Traduction du Dr Amussat fils.

tact avec le pôle cuivre de la pile qui nous avait servi dans nos expériences, l'extrémité interne, dans l'intérieur de la bouche fut mise en contact avec le pôle opposé. Le circuit galvanique étant ensuite fermé, le fil s'échauffa instantanément et au bout de 9 secondes, temps jugé suffisant pour obtenir la cautérisation, le courant fut interrompu. En tirant le fil, on le trouva adhérent aux parties voisines; les ouvertures fistuleuses étaient bordées d'une eschare blanche et pouvaient permettre l'introduction d'une plume de corbeau.

Le malade, qui n'avait pas été chloroformé, exprima lui-même sa surprise du peu de douleur produite par l'opération; il avait eu une sensation de brûlure à la joue et de piqûre à l'intérieur de la bouche, mais nulle douleur dans le trajet fistuleux. Cinq ou dix minutes après il n'éprouvait plus qu'un sentiment de tension dans la joue.

Les deux jours suivants, il revint un peu de gonflement et de rougeur dans le trajet fistuleux, avec écoulement d'un liquide sanieux. Vers le quatrième jour, l'élimination des eschares commença; l'interne tomba le cinquième jour et l'externe le sixième. Du pus de bonne nature était sécrété par la plaie. Le huitième jour, l'ouverture interne était fermée et le 15 novembre, onze jours après l'opération, la cicatrisation était complète.

Une semaine plus tard, du gonflement et de la tension se manifestèrent à la partie postérieure de la joue; du pus épais, mais en petite quantité, s'échappa de l'intérieur de la bouche, et je crus un instant que la fistule se rouvrait; mais en examinant les choses de plus près, je constatai que cette tension, que cette sécrétion purulente provenaient d'une espèce de sinus qui avait échappé aux premières investigations. Pour cautériser ce sinus fistuleux, j'employai un fil de platine ployé en deux, l'anse du fil devant être introduite dans la cavité du sinus et les extrémités mises en contact avec l'appareil galvanique. La cautérisation fut faite le 14 décembre et le courant employé pendant 10 secondes; mais cette fois le résultat ne fut pas aussi satisfaisant que la première, et je dus recommencer l'opération le 18 décembre. La cautérisation fut précédée de l'ablation de la dent de sagesse, et le courant galvanique fut maintenu pendant 15 secondes. Le malade accusa une douleur beaucoup plus forte que la première fois, l'eschare fut plus épaisse et le sinus se cicatrisa définitivement en un peu moins de quinze jours.

Au 22 mars 1851, la guérison ne s'était pas démentie.

§ 11.

Hémorrhagies. — Dans la bouche, les hémorrhagies sont quelquefois à redouter, non pas tant à cause de la grande quantité de sang qui s'échappe, que par la persistance avec laquelle cet écoulement se fait. Le Dr Adams[1] cite une hémorrhagie grave provenant d'une tumeur érectile de la gencive ; le sang s'échappait par trois petits jets continus ; une application du cautère galvanique arrêta immédiatement le sang, qui ne reparut plus.

Les hémorrhagies ou stomatorrhagies des gencives ne sont également pas rares. Hippocrate les a remarquées ; Jourdan dit que ces sortes d'hémorrhagies sont capables de trancher les jours de ceux qui les éprouvent, et cite l'exemple d'un ouvrier serrurier affecté de la rate, qui rendit, dans l'espace de vingt-quatre heures, par une petite veine de la gencive, plus de huit litres de sang. A part les hémorrhagies gingivales, qui sont consécutives aux lésions traumatiques ou ulcéreuses, il y en a qui dépendent de certaines maladies, telles que la maladie tachetée de Werlhof, le purpura symptomatique du scorbut, la variole maligne, la tuberculose aiguë.

L'extraction des dents, toute simple qu'elle paraisse, est une opération d'une certaine gravité, si l'on songe que M. Moreau[2], qui a publié un mémoire sur ce sujet, a signalé vingt-six cas d'hémorrhagies qui se sont terminées par la mort, et M. Luigi[3], dans sa thèse, en publiant de nouveaux faits, nous montre que des accidents très graves sont à redouter.

Les causes générales qui prédisposent aux hémorrhagies, après l'avulsion d'une dent, sont nombreuses : l'hémophylie ou diathèse hémorrhagique que l'on a expliquée par un manque de coagubilité du sang et par une diminution de la contractibilité des vaisseaux capillaires, est la plus habituelle ; le diabète et l'albuminurie, selon les observations de Moreau ; la convalescence de la fièvre typhoïde, ainsi que Peter en cite un exemple[4].

Les causes locales sont la périostite alvéolo-dentaire, les dents chancelantes par suite d'hypertrophie du périoste, les

1. *Progrès dentaire,* page 220, t. II.
2. *Archives de Médecine.*
3. In-8°, 50 pages, chez Delahaye.
4. *Progrès dentaire,* page 286, t. III.

fractures, la présence d'esquilles dans l'alvéole, qui peuvent maintenir les vaisseaux béants.

Enfin, une cause de perte sanguine, heureusement fort rare et d'une extrême gravité, a été signalée par le Dr Delestre[1], c'est l'anévrisme de l'artère dentaire inférieure dans l'épaisseur de l'os maxillaire. L'extraction pratiquée chez un sujet atteint de cette affection, entraînerait presque fatalement la mort foudroyante, les racines plongeant dans l'anévrisme qui se trouverait ainsi largement ouvert. Jusqu'à présent, la science ne compte que deux observations de cette variété d'anévrismes.

Nous avons remarqué, d'après nos observations, que les hémorrhagies par suite d'avulsion d'une dent étaient beaucoup plus fréquentes à la mâchoire inférieure, probablement à cause de la plus grande proximité de l'artère maxillaire. Souvent ces hémorrhagies fournissaient encore du sang au bout de vingt-quatre heures, sans qu'il fût possible de les arrêter.

Nous trouvons dans la *France médicale*[2] une observation qui montre toute l'importance que peuvent avoir certaines hémorrhagies dentaires.

Le malade atteint d'hémophylie fut pris, à la suite d'une extraction de dent, d'une abondante perte de sang, qui, malgré les moyens employés, se reproduisit dix fois. Devant une mort presque certaine, M. Hémard, médecin-major de 1re classe à l'hôpital de Versailles, décida, sur l'avis de six consultants, de recourir à la ligature de la carotide primitive, et la pratiqua le 8 juillet 1878.

Les urines, examinées le 22 juillet, contenaient de l'albumine et une surabondance de phosphate, ce qui, d'après M. Hémard, confirme, pour lui, une hémophylie due à l'altération du sang.

Pour M. Verneuil, quarante-huit fois sur cinquante, les hémorrhagies dentaires sont d'origine diathésique ; ce serait donc, suivant lui, aux médicaments internes qu'il faut s'adres-

1. Dr Delestre. *Des Accidents causés par l'extraction des dents.* Page 54.
2. *France médicale,* 14 mai 1877.

ser, tels que le tannin, la limonade sulfurique, l'ergotine, le sulfate de quinine.

Nous sommes surpris de voir que chez le malade, dont nous rapportons l'observation, on n'ait pas tenté la cautérisation comme moyen presque certain d'hémostasie.

En effet, à côté des styptiques, on sait que le cautère actuel est un hémostatique puissant, malgré Bœckel, qui dit que le fer est un hémostatique assez médiocre. Il n'est donc pas étonnant, ajoute-t-il, que les cautères galvanocaustiques, en raison de leur faible masse, présentent des qualités hémostatiques moindres *s'ils sont appliqués dans des conditions analogues;* aussi jusqu'à présent, tous les auteurs attribuent les insuccès à la trop grande chaleur du cautère qui, par suite, coupe trop vite les tissus; ils recommandent de n'agir qu'avec des instruments chauffés au rouge brun.

Dans ces conditions, l'artère se rétracte et se contracte d'abord spontanément jusqu'à un certain point. L'approche d'un corps incandescent excite encore ses propriétés contractiles et puis le racornissement des tissus produit par la combustion, ainsi que le recoquillement des tuniques internes, achèvent l'occlusion du vaisseau. Les expériences de Bouchacour (cautérisation hémostatique, thèse de Paris, 1836), montrent que la température la plus favorable à ce résultat est celle du rouge brun.

Broca[1] a constaté également que les galvano-cautères, portés au rouge sombre, produisent des effets identiques. Mais les conditions sont loin d'être les mêmes, quand on attaque avec les cautères une artère dans sa continuité. Si le cautère est chauffé à blanc, il s'entoure, comme dit de Séré, d'une couche de liquide à l'état sphéroïdal, et divise les tissus comme un rasoir, sans presque les cautériser. Cela est vrai pour le fer chauffé à la braise ou à la lampe, comme pour le platine porté à l'incandescence par le courant galvanique ; il est facile de s'en assurer, car l'on en trouve de nombreux exemples dans les auteurs.

1. Broca. *Traité des tumeurs. Loc. cit.*, page 547.

Par contre, si le cautère n'est chauffé qu'au rouge brun et qu'on le fasse pénétrer lentement, sa chaleur, rayonnant dans les tissus, coagule le sang dans les vaisseaux avant de le diviser. On arrive ainsi à couper des artères de deux millimètres sans hémorrhagie. La vraie solution du problème consiste donc à aplatir l'artère par un mode de compression quelconque, à l'endroit où elle doit être divisée ou touchée par le cautère. L'eschare produite au moment, agglutine les parois artérielles et constitue l'agent principal de l'hémostasie, agent très efficace même pour des artères volumineuses.

Quand nous avons à traiter de ces hémorrhagies rebelles à la suite d'une avulsion de dent, nous avons toujours pour habitude, après avoir débarrassé l'alvéole du sang coagulé, en y projetant un jet d'eau tiède alcoolisée, de plonger le cautère porté au rouge sombre (fig. 15) au fond même de l'alvéole ; la branche artérielle qui fournissait le sang ainsi cautérisée, nous pratiquons le tamponnement de l'alvéole avec des boulettes de coton préalablement imbibées d'une solution concentrée de mastic et de benjoin. Nous fixons le tout au moyen d'une légère compression ; au contact de la salive, le liquide résineux se précipite dans les mailles de la ouate, et forme ainsi un magma qui arrête définitivement tout écoulement sanguin, bien plus sûrement que la gutta-percha, souvent préconisée, ou que la cire qui est, à notre avis, d'un très mauvais secours en pareille circonstance.

§ 12.

Kystes, fistules, ouverture d'abcès. — L'inflammation du périoste alvéolo-dentaire détermine quelquefois l'hypergenèse des éléments du périoste ; les malades, souffrant à peine, négligent d'ordinaire ces sortes d'affections, malgré les sages conseils que nous leur donnons ; quand nous nous apercevons du début des maladies graves qu'entraîne souvent l'inflammation dont nous venons de parler, ils nous répondent toujours : qu'ils ne souffraient pas.

Il n'est donc pas rare de voir se former des kystes périostiques de la mâchoire, dont le développement peut atteindre des proportions considérables et dont la nature d'abord purulente pourra se transformer, à un moment donné, d'une façon qui pourra faire redouter les accidents les plus sérieux [1]. Ces kystes peuvent aussi être formés par la paroi même du follicule dentaire, comme l'a démontré pour la première fois notre ami le Dr Guibout[2], ou comme nous l'avons souvent observé, par une obturation intempestive venant mettre obstacle à l'écoulement du liquide purulent ou séro-purulent, suite de la gangrène de la pulpe ou d'une périostite chronique avec perméabilité du canal.

Si nous paraissons nous écarter de notre sujet par des descriptions cependant aussi sommaires que possible, c'est que nous avons pensé qu'en rappelant, soit la formation ou les différentes espèces de ces productions pathologiques, il serait plus facile de comprendre toute l'importance du traitement par le feu, ce traitement offrant, à notre avis, dans ces divers cas, un avantage vraiment marqué.

C'est d'après une expérience de tous les jours, que nous n'hésitons pas à nous servir de préférence du galvano-cautère qui, tout en ponctionnant la paroi semi-cartilagineuse, permet de faire une ouverture plus large de ces différents kystes, maintient béante pendant quelques jours une ouverture que l'on entretiendra par l'action des injections astringentes et modificatrices, comme l'est celle à la teinture d'iode la plus généralement employée; ainsi on évitera l'emploi des mèches qui sont si désagréables dans la bouche. En ouvrant ainsi largement ces sortes de kystes, nous ne suivons que les sages conseils que Tomes nous indique dans un excellent traité de chirurgie dentaire [3], et que nous avons toujours pratiqués à notre grande satisfaction.

Une ouverture étroite aboutissant à une cavité considérable, expose le malade au risque de la rétention du pus en

1. Professeur Broca. *Traité des tumeurs*, t. 11.
2. Dr Guibout. *Union Médicale*, page 449, 1847.
3. Tomes, page 571, trad. du Dr G. Darin.

voie de décomposition dans la cavité, et à tous les dangers qui résultent d'un tel état de choses. Que l'on ne craigne donc pas de faire l'ouverture trop grande, car c'est par le développement des bourgeons charnus que la cavité doit se combler, et un orifice de grand diamètre ne saurait le moins du monde en retarder la cicatrisation[1].

Nous nous rappelons tout particulièrement un jeune homme fort et robuste atteint d'une carie pénétrante de la première grosse molaire supérieure droite, laquelle dent lui avait occasionné plusieurs fluxions et des odontalgies violentes; à une dernière crise plus violente, il se décida à se faire extraire cette dent par un charlatan de son village. Mais le pus des racines de cette dent avait probablement touché la paroi du sinus; car un écoulement *sui generis* persista longtemps après l'extraction et décida ce jeune homme à venir à Paris pour tâcher de se débarrasser de son infirmité.

Ce jeune homme nous fut adressé par son médecin et nous constatâmes une inflammation très profonde du sinus avec écoulement par les narines, une légère partie de l'os dénudé était nécrosé; nous fîmes une large ouverture, car celle qui existait était très étroite, et ce fut grâce à cette large ouverture faite au fer rouge précisément avec le thermo-cautère dont nous avons parlé plus haut, le cautère électrique étant trop faible, que nous pûmes parfaitement laver et toucher la surface du sinus au moyen de substances modificatrices et légèrement astringentes. L'écoulement cessa au bout de peu de temps, des bourgeons charnus se développèrent et la plaie se referma sans que ce jeune homme, que nous avons revu plusieurs fois, n'en fût aucunement incommodé dans la suite.

C'est toujours pour la même raison que, dans certaines fistules où il s'est produit un ou plusieurs clapiers, suivant l'ancienneté de la fistule, ou suivant l'intensité des phénomènes inflammatoires qui accompagnent sa formation, l'on est souvent obligé de débrider largement le conduit fistu-

1. Traduction de l'*Art du dentiste*, de Harris et Austen, par le Dr Andrieu.

leux; aussi nous servons-nous encore de ces mêmes cautères (fig. 14).

Cette indication du cautère galvanocaustique, dit Bœckel avec quelque raison, *loc. cit.*, page 53, compte parmi les moins importantes de la galvanocaustie thermique, puisque le plus souvent il suffit de supprimer la cause du trajet fistuleux (extraction du séquestre, d'un corps étranger, etc.) pour voir guérir spontanément le trajet fistuleux. Dans d'autres cas, l'injection d'un caustique liquide présente autant de garantie de guérison et plus de facilité d'application. Rappelons seulement que c'est la cautérisation d'une fistule salivaire qui a été, entre les mains de Marshall, la première application chirurgicale de la galvanocaustie. Car il faut savoir que le séton galvanocaustique ne cautérise réellement qu'à son point d'entrée et de sortie, et que la partie médiane du fil s'échauffe peu.

Par contre si, dans les fistules, le fil de platine porté au rouge par le courant galvanique paraît avoir une action moins précise, dans toutes les nécroses, en général, il n'est pas d'indication plus pressante que de provoquer une inflammation éliminatrice, ainsi qu'une ouverture qui facilitera la sortie des parties nécrosées ; le plus souvent, par exemple, à la suite d'abcès alvéolaires, les parois de l'alvéole se trouvent nécrosées ; les symptômes qui accompagnent alors cette lésion et la durée de la maladie, doivent déterminer le chirurgien à s'assurer avec la sonde de ce que nous avançons ; par ce moyen, la présence de la nécrose une fois établie, il ne devra pas hésiter à faire l'ouverture que nous indiquons, au moyen du fer chaud.

Observation d'un abcès alvéolaire, suite d'une pulpite gangréneuse.

Le 30 avril 1879, M. B..., demeurant boulevard Sébastopol, vient nous consulter au sujet d'une tuméfaction située au-dessous de l'aile du nez et après une nuit d'insomnie.

A l'examen, nous trouvons les dents d'apparence très saines, cependant les deux incisives centrales ont été légèrement obturées sur leur face latérale, il y a environ trois mois; ces dents ayant présenté sans doute de la sensibilité au moment de l'opération, le dentiste avait jugé à propos de leur faire un pansement préalable ; malheureusement pour nous, il n'est que trop vrai qu'il avait dû recourir à l'emploi de l'acide arsénieux.

A la palpation des doigts, l'incisive du côté gauche paraît légèrement vacillante, elle est un peu sensible à la percussion ; à l'examen du miroir électrique, elle paraît sombre dans tout son ensemble, quoique blanche à l'œil. La gencive correspondante est tuméfiée, mais il n'est pas encore possible de percevoir la fluctuation indiquant la présence du pus.

Nous diagnostiquons un abcès alvéolaire par suite de la gangrène de la pulpe résultant du pansement employé.

Nous trépanons la dent à sa face palatine au moyen du tour de Morrison, nous arrivons sans douleur dans la cavité pulpaire, de laquelle il s'échappe immédiatement une assez grande quantité de pus bien formé : la pulpe était donc bien gangrénée ; nous faisons une légère injection et nous plaçons sur l'ouverture artificielle un léger tampon de ouate, nous ordonnons ensuite des bains de bouche avec de la guimauve et du pavot.

Le lendemain, 1er mai, le malade nous dit qu'il a beaucoup souffert ; il existe toujours un gonflement sous l'aile du nez, nous nous décidons à faire une autre ouverture au point le plus tuméfié et nous employons le galvanocautère (fig. 12), puis retirant la ouate qui bouchait le trou de la dent, nous pratiquons trois injections consécutives de phénol sodique pur au moyen d'une petite seringue à injection sous-cutanée. Le liquide injecté passe par la contre-ouverture faite par la gencive et chasse un pus brun foncé.

Nous conseillons de continuer les bains d'eau de guimauve.

Nous bouchons le trou fait dans la dent au moyen d'une mèche imbibée de phénol et de teinture d'iode que nous recouvrons de pâte de Hill.

Le 3 mai, le malade se sent bien soulagé, l'enflure disparaît ; nous faisons une injection et le même pansement que la veille, nous supprimons les bains de guimauve.

Le 4 mai, le mieux s'accentue fortement, le liquide injecté sort encore par la contre-ouverture, et presque aussi clair qu'il y est entré. Nous remettons la mèche dans le canal de la dent en l'enfonçant plus profondément et nous recouvrons de pâte de Hill.

Le 8 mai, nous retirons le pansement, le coton sort bien sec, il n'y a plus de suppuration ; mais pour plus de sûreté et pour attendre la fermeture du côté de la gencive, nous appliquons le même pansement que la dernière fois.

Le 18 mai, c'est-à-dire dix jours après, il n'y a plus eu aucune douleur, le coton retiré est parfaitement blanc, nous aurifions le canal de la dent ainsi que le trou qui nous avait donné accès.

Comme on le voit dans cette observation, le *Polyscope* nous a été précieux, le miroir nous a confirmé dans l'état interne de la cavité pulpaire, et le cautère galvanique nous a permis de pratiquer une ouverture gingivale, qui s'est maintenue ouverte pendant plusieurs jours, facilitant ainsi l'écoulement du pus que nous chassions au moyen d'une mèche introduite dans le canal de la dent.

Enfin, rien n'est préférable, selon nous, pour les opérations de la cavité buccale, à l'emploi du fer chaud, principalement quand il s'agit d'ouverture d'abcès, puisque ce procédé a l'avantage, comme nous venons de le voir à propos des fistules et des nécroses, de maintenir une ouverture qui permet à la matière purulente de s'écouler entièrement et d'assurer souvent une entière guérison procédant ainsi toujours de l'intérieur à l'extérieur. Avec le bistouri ou la lancette, on est quelquefois obligé de recourir à de nouvelles incisions, et nous sommes confirmés dans cette opinion par Harris[1], qui, dans son *Traité de l'Art du dentiste*, dit : « Nous préférons, pour faire l'ouverture jusqu'à la paroi alvéolaire, le cautère galvanocaustique qui, détruisant le tissu qu'il traverse, permet d'éviter l'emploi des mèches. »

Disons encore que dans certains procédés opératoires, comme dans les aurifications situées au collet de la dent, il arrive souvent un suintement sanguin qui quelquefois oblige l'opérateur à remettre ses opérations, ou à se servir de liquides caustiques, comme l'acide phénique, carbolique, ou autre, etc., qui irritent toujours la gencive et ne donnent même pas un résultat aussi satisfaisant que l'emploi du cautère électrique qui enlève instantanément le petit bourrelet gingival, le plus souvent sans laisser échapper une goutte de sang, surtout si l'on a eu le soin de brûler *doucement et graduellement* la partie que l'on désire enlever.

Nous agirons de même dans certains cas de redressement des dents, dans lesquels il n'est pas rare de voir se produire des gonflements parfois assez volumineux, par suite des différentes pressions exercées pour les régulariser.

1. Traduction du Dr Andrieu, *loc. cit.*

Observation d'un redressement des quatre incisives centrales de la mâchoire supérieure, où les gencives se tuméfièrent au point de faire craindre l'interruption du traitement.

M. X. nous amena en 1878 sa fille, âgée de 13 ans, qui présentait un maxillaire supérieur fortement déjeté en avant ainsi que la lèvre correspondante, ce qui rendait la physionomie désagréable, surtout chez une jeune fille.

Ce vice de conformation, comme nous l'avons remarqué chez cette enfant et chez d'autres, tenait à ce que l'arcade dentaire au lieu d'être arrondie était pointue. La cause de cet état provient, selon nous, de l'habitude fâcheuse qu'ont conservée certains enfants de répéter souvent le mouvement de succion qu'ils avaient l'habitude de faire lorsqu'ils tetaient; aussi voit-on des enfants déjà grands teter leur langue ou leur doigt; cette action souvent reproduite finit par projeter les incisives supérieures en avant comme était le cas chez la jeune fille dont nous parlons. Les quatre incisives obliquèrent fortement en avant, présentant par conséquent une direction qui se rapprochait de la ligne horizontale; il s'agissait donc, au moyen d'un appareil, de les faire rentrer en dedans au moyen de tractions exercées par un appareil disposé à cet effet.

Nous avons posé un appareil consistant en une voûte palatine faite de caoutchouc vulcanisé à la partie antérieure duquel s'adaptait un fort bandeau de caoutchouc naturel; ce bandeau de caoutchouc, étant fortement tendu, exerçait par conséquent une pression énergique sur les quatre incisives. En effet, au bout de quelques jours les gencives du côté de la voûte palatine se trouvant prises entre l'appareil d'une part et les dents qui étaient elles-mêmes fortement poussées par le bandeau en caoutchouc mou, se tuméfièrent violemment et devinrent sensibles et saignantes. Nous réprimâmes ces bourgeons charnus avec le galvano-cautère (fig. 14), opération qui se fit sans douleur et presque sans perte de sang. Ces avantages nous permirent de replacer de suite l'appareil destiné à continuer le redressement. Dans ce cas, nous avions encore à traiter une enfant très nerveuse, comme le sont en général tous les jeunes enfants, qui, à la vue des préparatifs nécessaires pour faire rougir le fer par l'ancienne méthode, aurait jeté les hauts cris et aurait rendu une opération très simple très difficile. Avec le galvano-cautère nous n'avons nullement effrayé notre petite patiente, chez qui l'opération se fit presque à son insu.

Au bout de quelques jours les petites eschares tombèrent, laissant une gencive en parfait état.

§ 13.

Division du voile du palais. — A côté des opérations qui ressortent essentiellement du chirurgien-dentiste, il en est une qui jusqu'ici est restée plus spécialement dans le domaine de la chirurgie générale, et que, cependant, nous croyons pouvoir faire rentrer dans le cadre de nos opérations, la simplicité de son mode opératoire étant de beaucoup plus simple que bon nombre d'opérations faites par nous journellement. Nous voulons parler des divisions du voile du palais, pour lesquelles nous sommes souvent forcés de fabriquer des appareils de prothèse. Nous verrons d'ailleurs que, dans l'une des observations que nous rapportons, un des malades fut confié, en partie, aux soins de M. le Dr Toirac, un de nos prédécesseurs, dont nous nous efforçons de continuer les sages traditions, et dont le nom fait autorité en odontologie. Voici à leur sujet ce qu'en rapporte Cloquet[1], dans une monographie lue à l'Académie des sciences :

« Ce n'est pas seulement en dénaturant les sons, en rendant l'articulation de certaines lettres impossibles et, par conséquent, en écartant l'individu qui en est affecté de toutes les professions dans lesquelles il doit faire usage de la parole, que la division du voile du palais est nuisible, mais elle apporte encore à l'alimentation des obstacles qui ont une certaine influence sur la nutrition. Pendant la première période de la vie, elle prive l'enfant de son alimentation naturelle, du lait de la nourrice ; plus tard elle rend l'usage des aliments liquides presque impossible. »

En 1819, un chirurgien français, le professeur Roux, conçut l'idée de restaurer le voile du palais, mais les nombreux instruments successivement inventés pour faciliter les différentes manœuvres de l'opération, les insuccès fré-

1. Jules Cloquet. *Mémoire sur la cautérisation des divisions anormales des voiles du palais,* lu à l'Académie des sciences en février 1855.

quents éprouvés par les chirurgiens les plus justement célèbres, par Roux lui-même, qui ne l'avait pas pratiquée moins de 140 fois, attestent la difficulté du manuel opératoire.

Il faut en effet que l'opéré s'abstienne de tout mouvement du voile du palais, c'est-à-dire que jusqu'à ce que la réunion se soit opérée, il ne doit ni tousser, ni cracher, ni éternuer, ni faire aucun mouvement de déglutition, qu'il ne doit boire qu'au bout de 48 heures, et encore avec les plus grandes précautions.

M. Cloquet propose de porter le cautère *uniquement à l'angle de la division dans une étendue restreinte*, à laisser le tissu cicatriciel s'opérer, puis à pratiquer une nouvelle cautérisation semblable, et à attendre encore pour recommencer ensuite, de manière à ramener peu à peu les parties divisées les unes vers les autres, et à les réunir par une suite de cautérisations qu'on peut considérer comme autant de points de suture successifs.

La force de rétraction dont jouit le tissu cicatriciel, produit, à la suite des brûlures, des effets remarquables ; c'est ainsi que l'on voit les paupières se réunir quelquefois dans toute leur étendue, les narines s'oblitérer, la bouche se rétrécir ; nous en avons vu un exemple frappant sur une petite fille qui avait eu la bouche brûlée, alors que nous étions attaché au service du professeur Nélaton, et pour laquelle le célèbre chirurgien fut obligé de pratiquer diverses opérations pour combattre l'occlusion des lèvres.

Dans les observations des malades soignés par le Dr Cloquet, la douleur a été presque nulle.

Aucun changement n'a été apporté dans leur régime et leurs habitudes.

Aucun accident n'est survenu.

L'opération a été des plus simples, tout chirurgien eût pu la pratiquer ; elle n'a exigé l'assistance d'aucun aide exercé.

Enfin elle aurait pu être faite sur de jeunes enfants.

La cautérisation peut être obtenue par les caustiques et le cautère actuel.

Le cautère actuel est préférable ; son action est plus profonde, et on est certain de n'agir que sur les points qui doivent être cautérisés.

Mais on rencontre quelquefois un obstacle presque insurmontable à son emploi dans la pusillanimité des malades. Avec le galvano-cautère, nous éviterons tous ces inconvénients, car il ne peut causer au sujet aucune frayeur, et comme il reste incandescent aussi longtemps qu'on le désire, il permet au chirurgien d'agir avec tout le calme et toute la précision désirables.

Les trois observations suivantes, publiées par Cloquet. auteur de la méthode dont nous venons de signaler les avantages, seront, nous l'espérons, la meilleure preuve de ce que nous avançons.

Division accidentelle du voile du palais, suite d'ulcération syphilitique ; altération consécutive de la voix et imperfection de la déglutition ; cautérisations successives, à plusieurs jours d'intervalle, dans l'angle de la division ; réunion graduelle et complète ; rétablissement de la voix et des autres fonctions de l'arrière-bouche. (Observation recueillie par le Dr Godart.)

OBSERV. I. — Un négociant vint me consulter en 1826, à l'époque où je m'occupais, avec M. le Dr Godart, d'étudier les effets du nitrate acide de mercure comme caustique.

Ce malade avait eu plusieurs affections syphilitiques qui n'avaient pas été soignées méthodiquement, et il portait encore sur le cuir chevelu quelques pustules caractéristiques. Deux ans auparavant, à la suite d'une violente angine, le voile du palais avait été coupé par une ulcération profonde, partant de la partie gauche de la luette restée intacte, et remontant jusqu'à la portion osseuse du palais. Les bords de la division étaient complètement cicatrisés; dans les mouvements de déglutition, ils s'écartaient tellement l'un de l'autre que la bouche et le pharynx ne paraissaient former qu'une seule cavité. (Voir la fig. 35). La voix était profondément altérée et la déglutition très difficile ; si le malade n'élevait pas la tête en buvant, les boissons ressortaient par les fosses nasales.

Je soumis ce malade aux préparations de bichlorure de mercure et d'opium, et bientôt les douleurs nocturnes qu'il éprouvait et les pustules du cuir chevelu avaient disparu.

Mais le voile du palais n'avait subi aucune modification, je voulus alors tenter de réunir les bords divisés par les cautérisations successives faites dans l'angle supérieur de la division, avec un pinceau étroit fait de bois tendre effilé, et imprégné de nitrate acide de mercure.

Après quatre cautérisations, faites à sept ou huit jours d'intervalle, j'eus le bonheur de voir la réunion se faire d'une manière assez sensible pour persister dans la méthode de traitement que j'employais; le malade disait qu'il éprouvait déjà un peu d'amélioration dans la déglutition.

Vingt cautérisations furent ainsi pratiquées à des intervalles de temps plus ou moins éloignés. La cicatrice se fit successivement de haut en bas jusqu'au bord de la division. La luette fut ramenée sur la ligne médiane; seulement il resta un tubercule arrondi sur son point de réunion avec la partie gauche du voile du palais (Voy. fig. 36). La parole reprit graduellement son ancien caractère; la déglutition et les autres fonctions de l'isthme du gosier se rétablirent complètement.

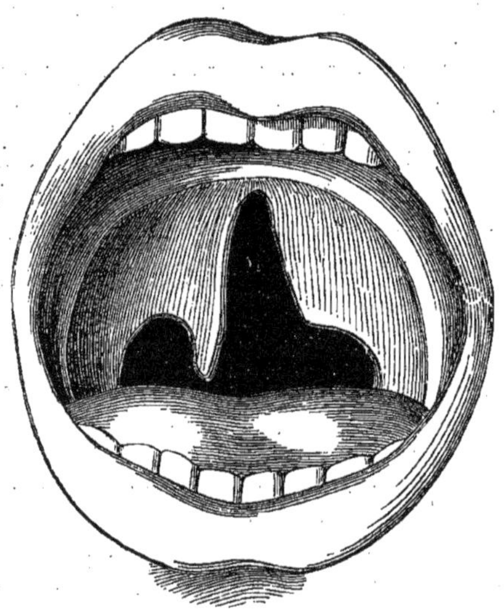

Fig. 35.

Observ. II. — Le jeune Normand (Georges) vint au monde avec une division au voile du palais. L'enfant appliqué au sein ne put teter; pendant trois jours on ne le nourrit que d'eau sucrée. Pensant alors que cette impossibilité de teter venait de la présence du filet, ce repli membraneux fut coupé, mais sans succès.

Enfin une consultation eut lieu entre MM. Nauche, Mancel et Guénaut fils, et pendant les cris du petit malade on s'aperçut par hasard de la division du voile du palais.

L'enfant fut élevé au petit pot ; pendant qu'on lui versait du lait dans la bouche, il arrivait souvent que ce liquide refluait sur les fosses nasales ; il en fut de même plus tard de quelques aliments solides, quand en mangeant, le jeune Normand était pris d'un besoin de rire ou de tousser.

M. Roux, consulté sur l'opportunité d'une opération, répondit qu'il fallait attendre l'âge de 15 à 16 ans. L'enfant était âgé de 12 ans lorsqu'il me fut présenté au mois d'avril 1851. Voici son état : le voile du palais était divisé sur toute la ligne médiane en deux moitiés parfaitement égales.

Les deux lèvres de la division représentaient une sorte d'ogive, dont le sommet adhérait à l'épine nasale postérieure. Les deux moitiés de la luette, très prolongées, descendaient derrière la base de la langue et dans les mouvements de déglutition, l'ouverture s'agrandissait par la traction des deux moitiés du voile du palais en dehors, chacune vers ses piliers. (Voy. fig. 37.)

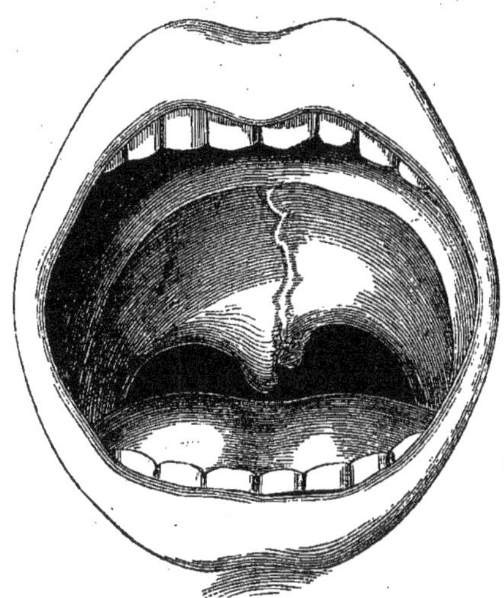

Fig. 36.

Les cautérisations furent d'abord pratiquées tous les quinze jours, puis nous mîmes un mois, six semaines et deux mois d'intervalle entre chaque cautérisation, c'était comme autant de points de suture que nous placions à chaque opération. Le tissu cicatriciel s'avançait successivement entre les deux lèvres de la membrane divisée, et à mesure que l'ogive diminuait de hauteur, les inconvénients de la difformité diminuaient, la déglutition devenait plus facile, la parole plus distincte. Enfin, après vingt-quatre cautérisations, la réunion des deux moitiés du voile du palais était complète et parfaitement solide. (Voy. fig. 38.)

La déglutition se fait très bien chez le jeune Normand. Il lit très distinctement.

Le traitement a été suivi à ses différentes phases par MM. les docteurs Toirac, Godart, Bertin, Maurel, Dequevauvilliers et Martin Saint-Ange.

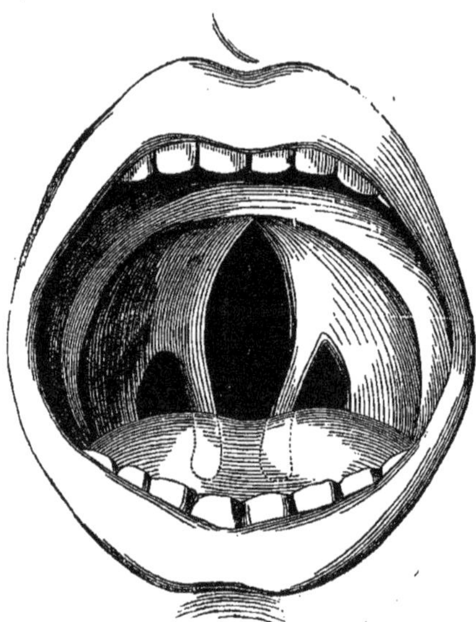

Fig. 37.

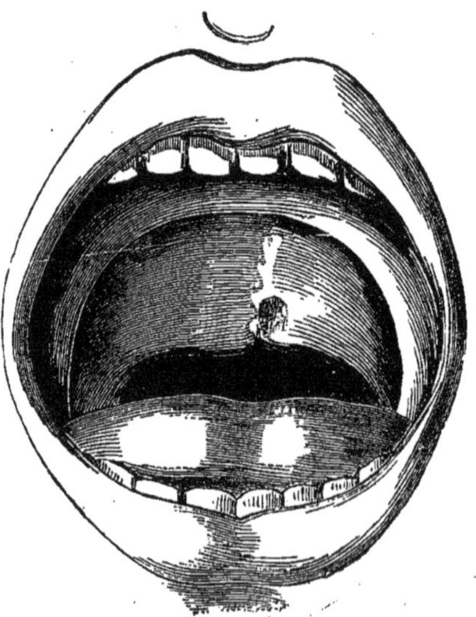

Fig. 38.

Observ. III. — Au mois de juin 1851, M. le professeur Nélaton eut l'occasion de traiter un jeune homme affecté d'une division traumatique du voile du palais.

Le 30 avril précédent, ce jeune homme avait été opéré par M. Géraldis, d'un polype des arrière-fosses nasales, et ce chirurgien, suivant le précepte donné par Maune, avait jugé indispensable de fendre longitudinalement le voile du palais sur la ligne médiane, pour attaquer plus facilement la tumeur dont il faisait l'extraction. Les membranes se rapprochèrent et se soudèrent spontanément à l'angle supérieur de la plaie ; mais ce rapprochement s'arrêta et la plus grande partie de la fente resta béante.

Ce fut environ six semaines après l'opération que ce malade fut confié aux soins de M. le professeur Nélaton. Voyant la réunion limitée et les bords libres du reste de la division du voile du palais cicatrisés, M. Nélaton jugea convenable d'employer, suivant sa méthode, les cautérisations successives dans l'angle supérieur de la division, là où la réunion s'était arrêtée. Ces cautérisations, faites d'abord avec le fer incandescent, furent pratiquées ensuite avec le cautère rougi par l'électricité. La fente se ferma peu à peu dans toute sa longueur et le malade se rétablit complètement des incommodités résultant de la division de son voile du palais.

§ 14.

Nous ne terminerons pas ce travail, dans lequel nous avons essayé de faire ressortir les services que la chirurgie dentaire peut retirer de l'emploi du *Polyscope*, sans dire, avec justice, que la grande chirurgie l'a aussi mis à contribution. C'est ainsi que nous avons vu les sommités médicales, comme M. le Dr Trélat, à l'hôpital de la Charité, l'employer à l'exploration des fosses nasales d'une femme chez laquelle il soupçonnait la présence d'un polype profondément situé. Le *Polyscope*, dans cette circonstance, fit merveille, car le savant professeur ayant placé le réflecteur (fig. 9) derrière le voile du palais, de façon à faire sortir la lumière par les narines tenues dilatées, tous les assistants purent alors parfaitement voir le polype implanté sur le sommet du cornet droit.

— La thèse du Dr Caminot, citée dans le cours de cette monographie, nous montre l'importance que joue la galvanocaustie dans l'opération du bec-de-lièvre.

— M. le Dr Lailler en fait un usage fréquent dans son service des maladies de la peau à l'hôpital Saint-Louis pour combattre l'acné rosacea.

— M. le Dr Gallard l'applique journellement d'une façon très satisfaisante aux maladies des femmes, il a même fait, par une disposition toute spéciale, adapter directement un réflecteur au spéculum, ce qui permet à l'opérateur d'avoir sa seconde main libre.

— M. le Dr Renault s'en sert également dans les maladies de la gorge à l'hôpital Lariboisière.

Chez un malade affecté d'une maladie de cœur, et ayant un œdème considérable des jambes, des cuisses et du ventre, les piqûres d'aiguilles n'amenaient un soulagement que de 24 à 48 heures. M. le Dr Hervé de Lavaur eut l'idée de remplacer ces piqûres par des petites brûlures faites très superficiellement (2 ou 3 millimètres au plus), au moyen du galvano-cautère à pointe fine. Le résultat fut excellent, les petites brûlures laissèrent écouler le liquide pendant 10 à 15 jours sans se refermer, et le liquide s'échappait très abondamment. Chaque piqûre donne 10 à 12 gouttes par minute, c'est-à-dire qu'avec cinq piqûres on obtient 70 à 80 mille gouttes dans les 24 heures, soit 3 à 4 litres de liquide, en comptant que 20 gouttes pèsent environ un gramme.

— M. le Dr Péan, tout dernièrement à l'hôpital Saint-Louis, en plein amphithéâtre, faisait un très grand éloge du *Polyscope*, dans une opération qu'il pratiqua à la face d'un homme. Il éclairait la cavité buccale, pour extraire une balle avec sa cartouche entière, que cet homme s'était tirée volontairement dans la bouche, en l'introduisant préalablement dans un fort pistolet d'arçon, pensant ainsi se donner plus sûrement la mort.

M. le Dr Péan avait reconnu la présence du projectile au moyen de l'explorateur électrique, avant l'opération, en introduisant le stylet de l'instrument au fond des fosses nasales, car le projectile avait traversé la voûte palatine.

— Citons enfin M. le Dr professeur Colin, à l'école vétérinaire d'Alfort, qui l'emploie à l'éclairage de l'estomac des ruminants. On peut encore voir à l'école un taureau auquel il pratiqua une fistule gastrique, par laquelle il introduit le réflecteur avec lequel il éclaire fortement l'intérieur de l'estomac, afin de montrer à tous ses élèves la structure et les fonctions de cet organe, en même temps qu'il y place des animaux qui sont susceptibles de s'y introduire par accident, comme par exemple, une sangsue, une grenouille, etc..... Chez l'homme, on ne peut voir l'estomac que par transparence, et à cet effet il convient de placer le réflecteur à l'extrémité olivaire d'une sonde œsophagienne.

En suivant le mode opératoire indiqué dans la description suivante :

La figure 39 représente l'appareil à voir directement dans l'estomac.

La figure 40 nous montre l'appareil servant pour la vessie.

Ces appareils se composent d'un long tube T, portant l'appareil éclairant et le système optique, qui consiste dans le premier en une chambre claire *a*, *a*, à la partie supérieure, et d'un prisme-loupe[1] à réflexion totale *bb*, à la partie inférieure des deux appareils.

Ces deux appareils ne différant entre eux que par les dimensions et la suppression de la chambre claire dans celui de la vessie, cette description s'appliquera très bien aux deux.

Le tube T pénètre dans une longue canule S ou sonde œsophagienne ou verticale, faite d'une matière isolante de la chaleur, et munie d'un mandrin à bout olivaire, pour en faciliter l'introduction.

Voici du reste comment on opère :

On met le réservoir électrique en rapport avec l'appareil

1. M. Trouvé avait d'abord adopté une glace inclinée à 45° (fig. 3), puis un prisme ordinaire à réflexion totale ; mais M. Lutz, opticien bien connu des physiciens, lui ayant montré à l'Exposition universelle de Paris, en 1878, son prisme-loupe qu'il avait disposé pour les horlogers, afin de leur permettre d'observer des engrenages par le côté, il n'hésita pas à leur substituer le prisme-loupe qui donne, en même temps que la réflexion, un grossissement d'environ deux fois et demie.

éclairant, on règle préalablement l'intensité lumineuse, comme nous l'avons déjà expliqué pour les autres réflecteurs.

On introduit ensuite la sonde œsophagienne S, munie d'un mandrin, dans l'estomac, jusqu'au pilore, à la manière des avaleurs de sabres; puis on retire le mandrin, et on le remplace par le tube T qui, comme nous venons de le dire, a été mis en rapport avec la source électrique par les conducteurs et le manche.

On appuie sur le bouton du manche, et aussitôt le fil de platine *f*, devenant immédiatement incandescent, éclaire fortement l'intérieur de l'estomac.

Une partie du viscère, éclairée et grossie, apparaît dans le prisme-loupe B, d'où elle est aperçue dans la chambre claire par un premier observateur placé en *a*, figure 39, tandis qu'un second observateur, placé en *a'*, l'aperçoit réfléchie une seconde fois par le prisme *a* de la chambre claire.

Si maintenant l'observateur placé en *a*, imprime un mouvement de rotation au tube T et, par cela même à tout le système, il apercevra toutes les parties de la paroi de l'estomac qui passeront dans le champ du prisme-loupe.

Le second observateur, pour voir dans ce cas, serait obligé de suivre le mouvement de rotation de l'appareil.

Les observateurs *aa'*, peuvent être munis d'un objectif et grossir encore l'image qu'ils aperçoivent par réflection, déjà grossie deux fois et demie par le prisme-loupe B.

Au premier abord, on pourrait craindre de brûler l'intérieur de l'estomac, et nous voyons déjà nos lecteurs s'inquiéter pour le pauvre patient qu'ils entrevoient déjà à moitié rôti intérieurement. Il n'en est cependant rien, et voici pourquoi :

En donnant la description du *Polyscope*, nous nous sommes efforcé de démontrer que la production de calorique avait été considérablement diminuée par l'emploi d'un courant très constant, grâce au rhéostat et par des fils très fins de platine, sans toutefois nuire à l'effet lumineux. Dans ces conditions, le courant d'eau employé par Bruck et Millot a été supprimé, et le peu de calorique engendré passe dans les conducteurs, qui sont isolés des muqueuses, et dans l'air ambiant. Quant à la chaleur rayonnante, l'expérience que nous avons faite souvent sur nous-même, démontre qu'un réflecteur éclairé, le n° 8 (voir fig. 24) par exemple, que l'on tient dans la bouche fermée pendant 30 à 40 secondes consécutives, n'en élève pas la température au-dessus de celle des muqueuses, c'est-à-dire 36 à 38 degrés. Or le temps nécessaire à l'examen des cavités buccales ne dépasse que rarement 12 à 15 secondes consécutives, comme en larynscopie, en rhinoscopie, et en général dans toutes les cavités naturelles du corps humain ; il en résulte que la température des réflecteurs s'élève à peine à 15 degrés.

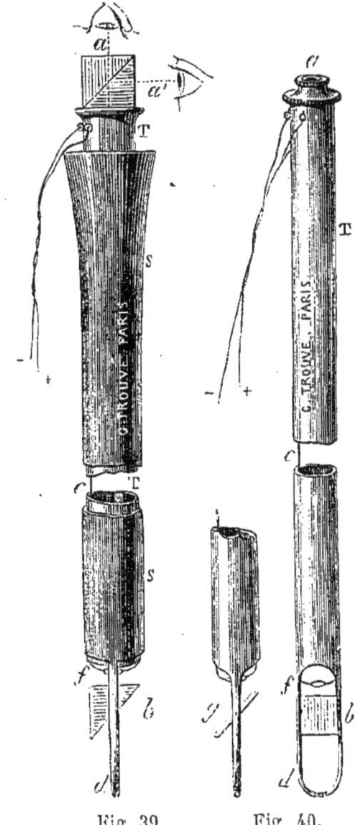

Fig. 39. Fig. 40.

Pour en revenir à l'appareil, figure 39, que nous n'avons pas retiré de l'estomac, la plus grande partie du calorique est entraînée dans un mouvement ascensionnel dans le tube T, qui sert de cheminée d'appel, tandis que l'autre partie s'emmagasine dans le tube T lui-même, qui est fortement isolé des muqueuses par la canule S, qui est en matière très isolante du calorique.

Les choses se passent de même dans la vessie. Il est bien entendu aussi qu'on peut faire des examens successifs, à la condition de ménager des intervalles de repos de 40 à 50 secondes, temps nécessaire à l'élimination du calorique emmagasiné dans les conducteurs et les réflecteurs.

— Ne quittons pas ces diverses citations sans rappeler la belle expérience d'Onimus [1], qui a réussi à enlever un lobe du foie, sans le moindre ictère ; et avec Becquerel, qui était déjà frappé des beaux résultats de la galvanocaustie, répétons qu'elle est loin d'avoir dit son dernier mot.

1. Thèse du Dr Caminot.

CONCLUSIONS

Le *Polyscope*, au moyen de ses réflecteurs puissants, nous rendra toujours de grands services toutes les fois qu'il y aura doute dans notre diagnostic.

1° Dans les maladies dépendant d'une congestion de la pulpe, pulpite aiguë ou chronique ;

2° Dans la recherche des cavités des dents profondément cariées, où il est quelquefois si difficile de connaître au juste l'état précis de la pulpe dentaire, quelquefois étendue mise à nu sur une surface aussi minime que la pointe d'une épingle ;

3° Dans la recherche des caries intertitielles, quand les arcades alvéolaires présentent des dents extrêmement serrées les unes contre les autres ;

4° Dans l'ajustement des appareils de prothèse dentaire, principalement de ceux destinés aux réparations de perte de substance de la voûte palatine, du nez ou du voile du palais ;

5° Appliqué à la chirurgie générale, il sera indispensable pour l'examen attentif de toutes les cavités que peut offrir le corps humain ; il permettra d'en connaître sûrement l'état sain ou malade, et d'en préciser un diagnostic qui, par sa fidélité, assurera une plus prompte guérison, puisque la thérapeutique pourra être dirigée en toute connaissance de cause ;

6° Il guidera enfin le chirurgien opérant dans les cavités, en projetant une lumière vive sur le point où il devra diriger son instrument. (Fig. 10.)

Comme nous l'avons expliqué dans le cours de ce mémoire, en démontant les miroirs, le *Polyscope* nous servira à entretenir au rouge des cautères de toutes formes et qui nous seront d'une grande utilité.

Ces cautères nous permettront plus de précision dans nos opérations, puisqu'ils rougiront à notre gré sans effrayer le patient en aucune façon, comme le faisaient ces anciens cautères que l'on était obligé de chauffer soit à la lampe ou à la braise, sous les yeux mêmes du pauvre malade.

Nous nous en servirons donc :

1° Toutes les fois que nous voudrons détruire promptement et sûrement la pulpe dentaire ;

2° Dans les différentes espèces de gingivites aiguës ou chroniques, chaque fois que nous voudrons obtenir une action révulsive, ou que nous voudrons détruire d'une façon sûre des tissus pathologiques ;

3° Pour les ouvertures d'abcès, de kystes, excision des tumeurs et autres affections réclamant soit l'action du fer chaud, afin de maintenir plus longtemps une ouverture reconnue utile, soit l'action d'un instrument tranchant et capable en même temps de supprimer les hémorrhagies, comme dans l'ablation des tumeurs érectiles, etc. ;

4° Pour détruire la sensibilité de l'ivoire des dents usées ou fracturées ;

5° Pour arrêter les hémorrhagies, en les appliquant doucement et portés seulement au rouge sombre ;

6° Toutes les fois que l'on voudra tenter la réunion des deux lèvres d'une plaie, comme la division du voile du palais, le bec-de-lièvre, etc. ;

7° Enfin, dans une infinité de petites opérations pouvant réclamer l'action du feu, et qu'il serait trop long d'examiner ici.

En écrivant ces lignes, nous n'avons aucunement la prétention de présenter une nouvelle méthode opératoire, puisqu'elle est connue de tous ; seulement, frappé des avantages journaliers que nous rend le *Polyscope* par la facilité avec laquelle il nous procure une lumière des plus vives, ou la possibilité d'exécuter toutes les opérations qui réclament l'emploi du fer chaud, nous n'avons pas hésité à faire connaître tous les avantages d'un instrument qui nous rend à chaque instant de véritables services. Il évite au pauvre patient bien des douleurs et des angoisses devant les préparatifs d'une opération devenue nécessaire, et il le débarrasse plus promptement de la souffrance en permettant au chirurgien dentiste d'agir plus vite et plus sûrement.

Trop heureux, si nous avons réussi dans notre faible mesure à être utile à quelques-uns ; si chacun de nous apportait ainsi ses observations, l'odontologie prendrait dans la science le rang élevé qu'elle doit occuper.

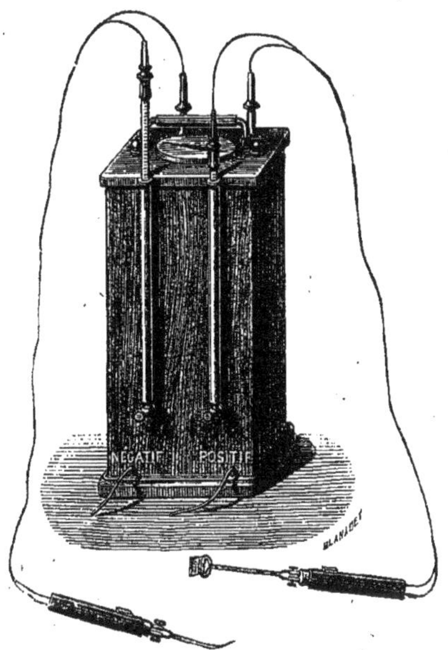

Fig. 41.

N'est-ce pas déjà avec un certain orgueil que la chirurgie dentaire compte des praticiens qui, comme le Dr Horace Wells d'Hartford, se servit le premier de l'éther en 1846, comme anesthésique, alors qu'en 1844 il avait été également le premier à se soumettre lui-même à l'action du protoxyde d'azote pour l'avulsion d'une dent.

En 1846, le Dr M. G. S. Morton, de Boston, dentiste aussi, se servit le premier du chloroforme, et les expériences furent répétées par J. Simpsem, professeur à Edimbourg. Enfin, comme nous l'avons rappelé au cours de cette monographie, ce fut encore un dentiste, Heider, de Vienne, qui le premier appliqua la galvanocaustie pour détruire la pulpe dentaire ; et Jules Bruck, également chirurgien dentiste à Breslau, eut le premier l'idée d'employer la lumière projetée par l'incandescence d'un fil de platine chauffé à blanc par le courant galvanique, à l'examen de la cavité buccale.

POST-SCRIPTUM.

En terminant, nous disions que la galvanocaustie était loin d'avoir dit son dernier mot; nous ne pensions pas dire aussi juste, car ce travail achevé et déjà sous presse, nous sommes heureux d'apprendre à nos lecteurs que M. Trouvé, auquel la médecine doit déjà tant d'appareils ingénieux (l'appareil électro-médical à régulateur des intermittences, l'explorateur électrique des projectiles, etc., etc.), vient d'apporter un dernier perfectionnement à l'appareil dont nous venons de nous occuper.

Ce perfectionnement, comme nous l'indique la figure 41, consiste dans la réunion de deux rhéostats sur la même pile, ce qui permet d'éclairer et de cautériser simultanément, avantage des plus précieux pour certaines opérations délicates, où une lumière des plus vives est souvent nécessaire pour agir sûrement; nous-même ayant constaté que les réflecteurs pouvaient être plus puissants, nous les avons perfectionnés en faisant adapter à leur centre un miroir-loupe construit par M. Lutz, opticien, dont nous avons déjà parlé à propos du prisme à réflexion totale (fig. 39 et 40). Ce miroir réfléchit la lumière avec une bien plus grande intensité et grossit en même temps les dents, ce qui permet à l'opérateur de saisir les plus petits détails. Nous avons également apporté un perfectionnement très réel dans le grand réflecteur concave, figure 11 ; ainsi le *Polyscope* se trouve-t-il heureusement complété.

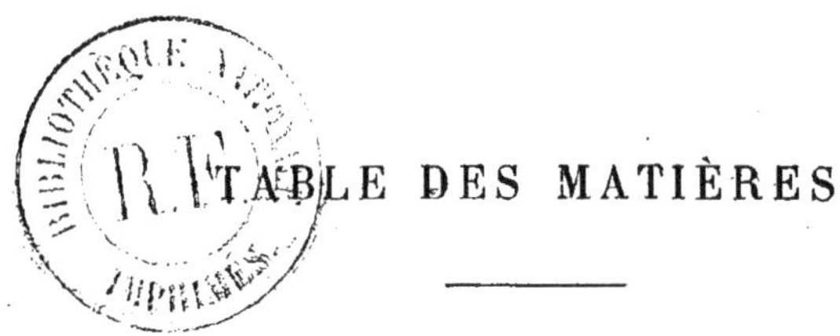

TABLE DES MATIÈRES

PARIS. — Typ. PILLET et DUMOULIN, rue des Grands-Augustins, 5.

A LA MÊME LIBRAIRIE :

BEAUNIS et BOUCHARD. **Nouveaux éléments d'anatomie descriptive et d'embryologie,** par les Docteurs H. Beaunis et A. Bouchard, professeur à la Faculté de médecine de Nancy. Troisième édition, revue et augmentée. Paris, 1879, 1 vol. in-8 de 1100 pages avec 414 fig. 20 fr.

BERNARD et HUETTE. **Précis iconographique de médecine opératoire et d'anatomie chirurgicale,** par Cl. Bernard, professeur au Collège de France, membre de l'Institut, et Huette, docteur-médecin. Paris, 1873, 1 vol. in-18 jésus de 495 p. avec 113 pl. fig. noires, cart. 24 fr.

— Le même, fig. col., cart. 48 fr.

DAVID (Th.). **Étude sur la greffe dentaire.** Paris, 1877, in-8 de 79 pages. 2 fr.

FLOURENS (P.). **Théorie expérimentale de la formation des os.** Paris, 1847, in-8, avec 7 planches. 3 fr.

GAUJOT et SPILLMANN. **Arsenal de la chirurgie contemporaine,** description, mode d'emploi et appréciation des appareils et instruments en usage pour le diagnostic et le traitement des maladies chirurgicales, l'orthopédie, la prothèse, les opérations simples, générales, spéciales et obstétricales, par G. Gaujot, professeur à l'École d'application de médecine militaire (Val-de-Grâce), médecin principal de l'armée, et E. Spillmann, professeur agrégé à l'École d'application de médecine militaire (Val-de-Grâce), médecin-major de 1re classe, Paris, 1867-72, 2 vol. in-8 de chacun 800 pages avec 1855 fig. 32 fr.

HARRIS et AUSTEN. **Traité théorique et pratique de l'Art du dentiste,** comprenant : l'anatomie, la physiologie, la pathologie, la thérapeutique, la chirurgie et la prothèse dentaires, par Chapin A. Harris, président du Collège des dentistes de Baltimore, et Ph.-H. Austen, professeur au Collège des dentistes de Baltimore, traduit de l'anglais sur la 10e édition, annoté et augmenté par le docteur E. Andrieu, chirurgien-dentiste des hôpitaux de Paris. Ouvrage complet. 1 vol. grand in-8 de 976 pages, avec 464 figures, cartonné. 17 fr.

GOFFRES. **Précis iconographique de bandages, pansements et appareils,** par le docteur Goffres, médecin principal des armées. Paris, 1873, in-18 jésus, 596 p. avec 81 pl. fig., noires, cart. 18 fr.

— Le même, fig. col., cart. 36 fr.

GUYON. **Éléments de chirurgie clinique,** comprenant : le Diagnostic chirurgical, les Opérations en général, les Méthodes opératoires, l'Hygiène, le Traitement des blessés et des opérés, par Félix Guyon, chirurgien de l'hôpital Necker, professeur de la Faculté de médecine. Paris, 1873, 1 vol. in-8 de xxxviii-672 pages avec 63 fig. 12 fr.

MAUREL (E.). **Des fractures des dents.** Paris, 1875, in-8 de 52 pages avec fig. 2 fr.

— **Inflammation aiguë et chronique de la pulpe dentaire.** Paris, 1873, in-4, 63 p. 2 fr. 50

— **Des luxations dentaires, du traitement de la carie dentaire.** Paris, 1877, in-8 de 85 pages. 2 fr.

— **Traitement de la carie dentaire.** Paris, 1877, in-8 de 39 p. 1 fr. 50

OUDET. **Recherches anatomiques, physiologiques et microscopiques sur les dents et sur leurs maladies,** comprenant : 1° Mémoire sur l'altération des dents désignée sous le nom de carie ; 2° sur l'odontogénie ; 3° sur les dents à couronne ; 4° de l'accroissement continu des incisives chez les rongeurs et de leur reproduction, considérés sous le rapport de leur application à l'étude de l'anatomie comparative des dents. Paris, 1862, in-8, avec une planche. 4 fr.

ROUSSEAU (L.-F.-Emm.). **Anatomie comparée du système dentaire chez l'homme et chez les principaux animaux.** Paris, 1834. Avec supplément. Paris, 1839. — Ensemble 1 vol. grand in-8, avec 30 pl. 20 fr.

VERGNE (A.). **Du tartre dentaire et de ses concrétions.** Paris, 1869, grand in-8, 52 p., avec une planche. 2 fr.

Paris. — Typ. Pillet et Dumoulin, 5, rue des Grands-Augustins.

www.ingramcontent.com/pod-product-compliance
Ingram Content Group UK Ltd.
Pitfield, Milton Keynes, MK11 3LW, UK
UKHW020300220726
13923UKWH00002B/979

9 782019 634421